DE

L'ICTÈRE HÉMATIQUE

TRAUMATIQUE

PAR

A. PONCET,

DOCTEUR EN MÉDECINE DE LA FACULTÉ DE PARIS,
Interne des hôpitaux de Lyon. — Trois fois lauréat de l'École de médecine,
Membre-adjoint de la Société des sciences médicales de la même ville.
Membre correspondant de la Société anatomique de Paris.

PARIS
GEORGES MASSON, ÉDITEUR
Libraire de l'Académie de médecine
PLACE DE L'ÉCOLE-DE-MÉDECINE

1874

DE

L'ICTÈRE HÉMATIQUE

TRAUMATIQUE

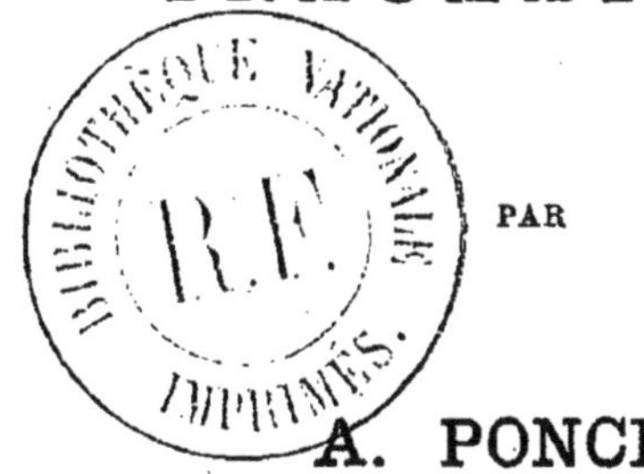

PAR

A. PONCET,

DOCTEUR EN MÉDECINE DE LA FACULTÉ DE PARIS,
Interne des hôpitaux de Lyon. — Trois fois lauréat de l'École de médecine,
Membre-adjoint de la Société des sciences médicales de la même ville,
Membre correspondant de la Société anatomique de Paris.

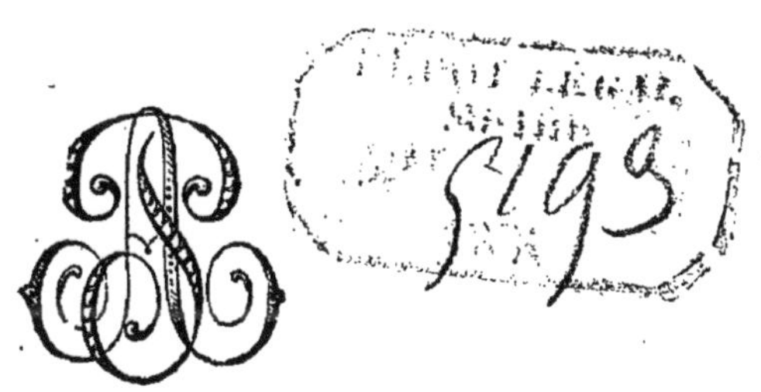

PARIS

GEORGES MASSON, ÉDITEUR

Libraire de l'Académie de médecine

PLACE DE L'ÉCOLE-DE-MÉDECINE

—

1874

DU MÊME AUTEUR :

De l'ostéite au point de vue de l'accroissement des os (*Gazette hebdomadaire de médecine et de chirurgie*, octobre, novembre et décembre 1872).

De la décortication du nez dans le cas d'éléphantiasis de cet organe (*Gazette hebdomadaire*, septembre 1873).

Des larges débridements périostiques dans les ostéo-périostites douloureuses non suppurées (*Gazette des hôpitaux*, octob. 1873).

Des déformations produites par l'arrêt d'accroissement d'un des os de l'avant-bras et des causes de cet arrêt de développement (*Lyon médical*, décembre 1872).

Faits cliniques et expérimentaux sur la gangrène des extrémités produite par l'application de l'acide phénique (*Bulletin général de thérapeutique médicale et chirurgicale*, 1872).

Des greffes dermo-épidermiques et en particulier des larges lambeaux dermo-épidermiques (*Lyon médical*, octob., novemb, 1871).

Observation de méningite syphilitique (*Annales de dermatologie et de syphiligraphie*, 1873.)

Observations de suppuration musculaire (*Gazette des hôpitaux*, mai 1873).

Note sur le siége précis des ruptures de l'urèthre et sur leur mécanisme (*Lyon médical*, décemb. 1871).

Abaissement du nez au moyen de l'ostéotomie comme opération préliminaire pour l'ablation des polypes naso-pharyngiens *Gazette des hôpitaux*, juillet 1872).

Observation d'hémophilie (*Lyon médical*, décemb. 1871).

Mal de Pott avec albuminurie (*Lyon médical*, avril 1871).

Nouvelles observations de résections sous-périostées du coude, démontrant la régénération des extrémités osseuses, la reconstitution d'une articulation solide et l'activité de l'extension par les contractions du triceps (*Gazette des hôpitaux*, novemb. 1873).

De l'occlusion inamovible comme moyen préservatif des complications nosocomiales : érysipèle, pyohémie, pourriture d'hôpital (*Lyon médical*, juillet 1872).

Kystes tendineux du poignet et de la main, incision ou extirpation de ces kystes, pansement par l'occlusion inamovible, guérison rapide sons aucun accident inflammatoire (*Bulletin général de thérapeutique médicale et chirurgicale*, 1872).

Note sur la syphilis osseuse (*Progrès médical*, 1874).

De la périostite albumineuse (*Gazette hebdomadaire*, 1874).

DE

L'ICTÈRE HÉMATIQUE

TRAUMATIQUE

Chez les blessés atteints de contusions multiples et étendues, avec épanchement sanguin considérable, on voit survenir pendant la résorption du liquide épanché une teinte subictérique des téguments, nettement accusée à la face et aux conjonctives. Cette coloration jaunâtre de la peau et des conjonctives paraît être le premier degré d'un ictère dû à la présence de la matière colorante biliaire dans les tissus; *à priori* on est tenté de l'attribuer à un trouble des fonctions biliaires. L'apparence seule plaide en faveur de cette supposition, et si, par une tendance trop naturelle de l'esprit à attribuer aux mêmes effets les mêmes causes, on ne se borne pas à la simple constatation d'une jaunisse, on reconnaît que dans de tels cas les principes colorants biliaires ne se retrouvent nulle part dans l'organisme et qu'il faut chercher ailleurs les causes et les conditions de ce phénomène.

Pendant mon internat dans les hôpitaux de Lyon,

j'ai observé plusieurs fois ce léger ictère à la suite de traumatismes qui appelaient surtout mon attention par la quantité de sang extravasé dans les tissus.

La marche de l'ictère, l'absence de toute trace de pigment biliaire dans les urines, enfin une certaine relation que je ne pouvais moins faire qu'établir entre cette teinte jaune, uniforme, de la peau, et la coloration verdâtre, jaune foncé des téguments, au niveau et à plus ou moins de distance des points contus, me portait à mettre l'ictère sur le compte de la résorption de la matière colorante du sang épanché. Cette hypothèse n'avait rien d'invraisemblable, mais, pour la justifier, il fallait faire appel à l'expérimentation.

L'étude de cette nouvelle forme d'ictère comprendra deux parties distinctes : établir d'abord cliniquement l'ictère hématique traumatique, puis en chercher l'explication dans les faits expérimentaux.

Au mois d'octobre dernier, je fis à la Société des sciences médicales de Lyon (1) une communication orale sur ce sujet; j'entrai dans fort peu de détails, me défiant de moi-même et n'osant tirer de mes expériences des conclusions bien positives.

Depuis lors, M. Gautier, agrégé à la Faculté de médecine, a mis à ma disposition son laboratoire de chimie biologique, avec une bienveillance dont je ne saurais trop le remercier. Les expériences que j'y ai faites m'ont donné des résultats concluants, grâce aux recherches de chimie physiologique dont il a bien voulu surveiller l'exécution, confiée aux soins d'un de ses élèves, M. Cazeneuve.

(1) Société des Sciences médicales. Comptes rendus des séances d'octobre 1873. Lyon médical, 18 janvier 1874.

HISTORIQUE.

Au début de cette étude, il importe d'établir le sens précis de ce que nous appelons l'*ictère hématique traumatique*, puis de rechercher dans les nombreux auteurs qui se sont occupés des différentes formes d'ictère les moindres faits qui peuvent avoir quelque rapport avec notre sujet.

Considéré en lui-même et comme expression d'un phénomène extérieur, *ictère* signifie coloration jaune vert des téguments, due le plus habituellement à la présence du pigment biliaire dans les tissus, mais dans le cas actuel il a une toute autre signification pathogénique et étiologique; nous attribuons, en effet, cette teinte morbide à la matière colorante résorbée du sang extravasé par le fait d'un traumatisme violent et étendu. La *jaunisse* d'origine biliaire ne saurait donc nous occuper ici, et nous devons restreindre nos recherches aux colorations ictériques qu'il faut attribuer à l'intervention d'autres éléments que ceux de la bile, nous voulons parler des ictères hématiques, désignées par M. Gubler sous le nom d'*hémaphéiques*.

Quelques passages des auteurs anciens montrent qu'ils avaient entrevu l'ictère d'origine sanguine, et Galien a dit quelque part : « Videmus sanguinem in

« bilem verti. » Beaucoup plus explicite, Bianchi (1), médecin italien, qui vivait au commencement du XVIIIe siècle, s'exprime en ces termes sur la pathogénie de l'ictère : « Sunt duo primaria icteri genera : primæ « classis icterus a vitio hepatis, alterius speciei icteri « a causà solutivà soluti va sanguinis. » Cette nouvelle cause avait été également soupçonnée par Baillou et Sydenham. Grant (2), pour indiquer le rôle important de la *partie jaune* du sérum dans l'ictère, le désignait d'un nom significatif : il l'appelait « succus biliarius. » Reil (3), 1782, Senac (4), admirent la théorie de la préformation de la bile dans le sang, le foie n'étant plus dès lors qu'un simple filtre. Breschet (5), 1821, démontrant le premier que le pigment émanait du sang, partageait les mêmes idées ; un peu plus tard Dubreuil, de Montpellier, s'exprimait ainsi : « La teinte ictérique est la suite d'une modification maladive des parties constituantes du sang, peut-être de la matière colorante portée sur le sérum. »

Dans ces dernieres années, Virchow (7), puis Zenker, Funke (8), dans leurs études sur les pigments pathologiques, montrèrent les nombreux points de similitude qui existent entre l'hématoïdine ou matière colo-

(1) Historia hepatica seu theoria et praxis omnium morborum hepatis et bilis, Genevœ 1725.

(2) Observ. on the fevers, t. I.

(3) Tractatus de polycholià. Halle, 1782.

(4) De recondita febrium naturà.

(5) Considérations sur une altération organique, appelée dégénération noire. (Journal de Magendie, t. I. Paris, 1821.

(6) Ephémér., médic. de Montpellier, 1826.

(7) Archiv. für patholog. anatomisch, t. I. — La pathologie cellulaire. Paris, 1860) Virchow).

(8) Lehrb. der physiolog. Chemie t. I.

rante du sang modifiée et la cholépyrrhine; de là, à la transformation directe de l'hématine en cholépyrrhine, il n'y a qu'un pas; toutefois, des preuves positives manquent encore, car nous ne sachons pas qu'on soit parvenu à faire du pigment biliaire avec la matière colorante du sang. Dans les maladies septiques où la peau prend une teinte ictérique, Frerichs (1) ne voit aucune objection à la *possibilité* d'un travail de cette nature, mais il hésite à recourir à une hypothèse incertaine et aux cas nombreux d'ictère qui se produisent sans trouble appréciable de l'excrétion (jaunisses accompagnant la pyohémie, les empoisonnements par le phosphore, le chloroforme, l'éther, l'alcool, etc.), il reconnaît pour cause : des troubles dans la transformation de la bile, caractérisés par la diminution de la quantité consommée dans le sang. Pour lui, l'ictère est toujours le fait du pigment biliaire; il ne croit pas qu'une substance, autre que la bile puisse imprégner uniformément les tissus et les teindre en jaune.

A M. Gubler revient l'honneur, sinon d'avoir créé de toutes pièces l'ictére hématique, tout au moins d'avoir apporté des preuves irrécusables à l'appui de cette théorie, et de s'être efforcé de démontrer, chose de la plus haute importance, que la coloration jaune des téguments et la teinte correspondante des urines n'étaient pas dues au pigment biliaire.

Ainsi que le fait justement remarquer M. Laborde (2), « bien que la théorie de l'ictère hématique ait quel-

(1) Traité pratique des maladies du foie et des voies biliaires. Paris, 1866.

(2) Physiologie pathologique de l'ictère. Thèse pour l'agrégation, Paris, 1869.

ques antécédents historiques, M. Gubler l'a rendue complètement sienne par la précision apportée dans l'analyse des faits, l'exacte appréciation des phénomènes et les développements qu'il n'a cessé de lui donner, en prenant pour base les faits cliniques. »

Le 26 août 1857, M. Gubler communiquait à la Société médicale des hôpitaux une observation de coliques de plomb avec jaunisse intense, sans matière colorante de la bile dans les urines, qui étaient cependant foncées en couleur. Démontrant que la teinte des urines était due à une matière jaune différente de celle de la bile, il ajoutait que « l'urine renfermant normalement une substance colorante qui a la plus grande analogie avec celle de la sérosité du sang, il est permis de se demander si la jaunisse ne serait pas due à l'accumulation de cette dernière matière colorante, c'est-à-dire de l'*hémaphéine* » (1).

Depuis, d'autres faits de ce genre se sont présentés, et dans les thèses de deux des élèves de M. Gubler, M. Evariste Michel (2) et M. Nisseron (3), nous trouvons avec trois nouvelles observations la théorie complète de l'hémaphéisme. Qu'il suffise de savoir que l'ictère hémaphéique est toujours lié à une destruction rapide des hématies, comme on l'observe dans certaines maladies aiguës, et que les variations dans les proportions quantitative et qualitative de la matière colorante du sang, depuis le moment où elle est empruntée aux globules rouges jusqu'à celui où elle

(1) Ictère hémaphéique. Union médicale 1857.
(2) De l'ictère hémaphéique. Thèse de Paris, 1868.
(3) De l'urine. Thèse de Paris, 1869.

passe dans les urines, peuvent appartenir aux états morbides les plus divers.

Quant à l'*hémaphéine*, substance découverte, il y a quelques années, par G. Simon, de Berlin, nous verrons bientôt qu'elle n'existe pas plus dans les urines que dans le sérum du sang. La couleur foncée de l'urine, variable dans ses teintes, est le fait de la matière colorante normale de l'urine (urochrome, urobiline) en plus grande quantité.

J. Vogel (1), auquel nous devons un tableau comparatif des teintes variées de l'urine, signale avec soin les affections multiples qui, par la destruction activée ou ralentie des globules rouges, s'accompagne d'une augmentation ou d'une diminution de l'urochrome. Il a vu, dans le scorbut, les fièvres putrides, et après l'inhalation de l'hydrogène arsénié, les urines prendre une teinte très-foncée, due à l'hémaglobine en solution.

Sous ces influences pathologiques, la destruction des globules rouges était probablement trop rapide pour que la transformation de l'hémoglobine en pigment urinaire ait eu le temps de s'effectuer. L'auteur ne fait pas mention de la teinte ictérique apparaissant dans de tels cas.

M. Bouchard a nettement établi par le dosage de l'urochrome que, chez certains saturnins, les urines prenaient une teinte foncée par l'augmentation de leur matière colorante seule, et qu'à ce moment survenait l'ictère. La proportion d'urochrome devient considérable à la période des accidents aigus : coliques, ar-

(1) De l'urine et des sédiments urinaires. Neubauer et Vogel. Paris, 1870.

thrite, troubles encéphalopatiques; il y a ainsi lieu de croire, ajoute M. Bouchard (1), à une activité considérable de la destruction des globules rouges dans la période aiguë, à ce point que, lorsque les reins ne suffisent pas à l'élimination de l'urochrome résultant de la destruction des globules rouges, on voit survenir l'ictère hématique.

La coloration jaune des téguments coïncide avec la diminution de l'excrétion urinaire, et, entre ces deux phénomènes, il ne faut point voir seulement une coïncidence, mais une relation de cause à effet, car, ainsi que nous le disait M. Bouchard, lorsque l'excrétion urinaire redevient normale, la teinte ictérique disparaît.

Les observations de M. Gubler, celles que M. Bouchard a bien voulu nous communiquer, ne laissent pas de doute sur l'existence de l'ictère d'origine sanguine. L'opinion de tels cliniciens, opinion basée sur des faits bien observés, nous sera d'un précieux secours dans notre étude sur l'ictère hématique traumatique. Comment, en effet, malgré la dissemblance des états pathologiques, ne pas céder au raisonnement par analogie et ne pas établir de prime abord entre leurs observations et les nôtres une certaine similitude. Dans un cas, en effet, la matière colorante abandonne les globules rou-

(1) Société de Biologie, 6 décembre 1873. Gazette hebdomad. 1873.

(2) Les recherches de M. Malassez, sur la numération des globules rouges (Paris, Gazette médicale, 1874, 3 et 10 janvier), concordent de tout point avec la richesse des urines en urobiline. Chez les saturnins, le sang peut, en effet, contenir deux fois moins d'hématies qu'à l'état normal, et le chiffre des globules rouges, s'abaisser de 4,500,000 par millim. cub., à 3,300,000 et même 2,500,000.

ges entraînés dans l'arbre circulatoire; dans l'autre, ces mêmes hématies, soustraites, au contraire, à l'action de la circulation et extravasées au milieu des tissus, y subissent des modifications profondes, dont le dernier terme est la mise en liberté de leur matière colorante. Dans les deux cas, le phénomène capital est le même : destruction des globules rouges, mise en liberté de leur matière colorante; elle teint la peau en jaune, ainsi que l'atteste la teinte subictérique; elle est éliminée par les urines, les analyses chimiques en témoignent.

Pelletan (1), Velpeau (2), pour ne citer que les plus illustres, dans leurs travaux sur la contusion et les ecchymoses, ne signalent pas cette coloration *ictéroïde* dont nous parlons, et parmi les auteurs qui ont écrit sur les épanchements sanguins, nous ne trouvons émise nulle part la supposition que la matière colorante sanguine pût, en dehors des parties contuses, colorer uniformément les tissus.

Lafaurie (3) parle longuement de la dispersion des ecchymoses, mais il s'agit là d'une diffusion partielle due à la laxité des tissus et souvent en même temps à la pesanteur.

Maréchal (4), le premier, attribue la coloration jaunâtre des pyohémiques, non pas à la bile, mais au

(1) Mémoire sur les épanchements de sang. Clinique médicale, t. II, 1810.

(2) De la contusion dans tous les organes. Thèse de concours. Paris, 1833.

(3) Recherches sur certaines altérations qui se développent au sein des principaux viscères, à la suite des blessures ou des opérations. Thèse de Paris, 1828.

(4) Considérations chimiques sur la contusion des membres. Thèse de Paris, 1846.

pus disséminé dans tous les tissus; depuis lors, surtout dans ces dernières années, une part assez grande a été faite aux ictères septiques ou par altération du sang, l'interprétation a changé, mais le fait est resté.

Dans un mémoire remarquable sur l'ictère traumatique, lu à l'Académie de médecine (séance du 3 sept. 1872), M. Verneuil (1) passe en revue les différentes formes d'ictères qu'on rencontre ordinairement et qu'il a observés après une lésion traumatique, blessure accidentelle ou opération chirurgicale.

Dans toutes ses observations où il s'agit d'ictères très-prononcés, le savant chirurgien de la Pitié a trouvé dans les urines la matière colorante de la bile, aussi lui a-t-il naturellement attribué la teinte ictérique; il ne parle pas, du reste, des ictères qui reconnaissent une autre cause que le pigment biliaire.

Si l'on nous reprochait d'avoir, dans notre travail, substitué l'expression d'ictère hématique à celle d'ictère hémaphéique peut-être déjà consacrée par l'usage, nous ferions remarquer avec M. le professeur Robin (2), que cette prétendue substance colorante du sérum n'est pas un composé défini et que chimiquement parlant, l'*hémaphéine* implique une idée fausse.

L'ictère hématique traumatique rentre dans la grande classe des ictères d'origine sanguine, il a pour cause le sang; quant à la nature de la matière tinctoriale qui imprégne les tissus, elle nous est inconnue dans les modifications qu'elle a subies, et si nous la

(1) Bulletin de l'Académie de médecine, 1872.
(2) Traité des humeurs, t. II. Paris, 1873.

constatons dans les produits d'excrétion, c'est à l'état d'urobiline dans les urines.

Nous verrons bientôt que l'urobiline est une substance assez bien caractérisée et qu'elle augmente en notable quantité à la suite de la résorption des épanchements sanguins.

CHAPITRE PREMIER.

CONSIDÉRATIONS ANATOMIQUES ET CLINIQUES

Des vastes infiltrations sanguines comme cause d'ictère.

Par leur siége, leur étendue et la rapidité plus ou moins grande avec laquelle elles se résorbent, les extravasations sanguines, abstraction faite de leurs causes variées, doivent tout d'abord nous occuper.

En dehors de certaines conditions morbides, comme le scorbut, le purpura, ou cet état particulier connu sous le nom d'*hémophilie*, on voit des ecchymoses se développer chez certaines personnes avec une facilité singulière, et des traumatismes peu intenses s'accompagner d'épanchements sanguins souvent assez notables. Il semble qu'il y ait chez de tels individus une laxité plus grande des tissus une résistance moindre des capillaires ; quelle que soit, du reste, l'explication, le fait n'est pas contestable et il importe de prendre en considération cette tendance hémorrhagique déterminant, après des traumatismes insignifiants, de larges suffusions sanguines. Dans ces cas, en effet, le sang infiltré dans des tissus, dont la contusion légère n'a ni altéré, ni détruit la trame, ne trouve partout que bouches absorbantes; la résorption est rapide, et si l'épanchement est considérable, la matière colorante en excès, non complètement éliminée, imprégnera les tissus et donnera au malade une teinte subictérique.

Le plus habituellement, à une vaste infiltration sanguine, il a fallu une contusion violente et étendue: le blessé a fait une chute d'un lieu élevé, les roues d'une voiture pesamment chargée lui ont passé sur le tronc, sur les membres, etc. Le sang s'extravase de préférence dans les tissus lâches, faciles à déchirer; aussi le tissu cellulaire sous-cutané est-il en général le siége de prédilection des épanchements sanguins. L'ecchymose qui apparaît alors est plus étendue et s'accompagne d'une tuméfaction très-appréciable, elle est bleuâtre comme les veines sous-cutanées, s'étend au loin, imprégne la peau qui devient çà et là brune, rouge vif et bientôt safranée. L'ecchymose occupe habituellement le tissu cellulaire sous-cutané et la peau. Mais, comme le fait remarquer Lafaurie, il n'en est pas toujours ainsi, dans le thrombus de la saignée, par exemple, le tissu cellulaire est seul envahi.

Quel que soit son siége primitif, l'ecchymose reste rarement circonscrite, elle s'étend plus ou moins loin et si elle ne rencontre sur son chemin quelques barrières, tels qu'un tissu cellulaire très-dense, des aponévroses, des os, sa diffusion a lieu presque toujours à peu près de la même façon.

Il est des ecchymoses bien connues des cliniciens, qui n'apparaissent que dix, quinze à vingt jours après l'accident, et quand une aponévrose épaisse comme le fascia lata se trouve entre la peau et le siége de l'extravasation, elles se montrent fort tard et souvent dans un lieu très-éloigné.

Ces migrations lointaines nous paraissent s'effectuer suivant deux lois: 1° le sang se porte vers les points qui présentent le moins de résistance; 2° il descend par l'effet de la pesanteur dans les parties les plus déclives. Lafaurie n'a pas méconnu ces deux causes, et dans les lignes suivantes on ne peut mettre en doute la diffusion de la matière colorante du sang. « Lorsqu'une contusion, dit-il, a déterminé une collection considérable de sang dans un lieu où le tissu cellulaire est très-lâche, comme dans le plat de la cuisse ou les parois abdominales, on y voit, suivant les lois de la pesanteur, une tache jaune s'étendre vers les parties déclives jusqu'au genou, pour le premier cas, jusqu'à l'aine pour le dernier. Mais, arrivée à ces points, le tissu plus serré formant une barrière, la tache s'arrête, et il se forme comme une bande violacée, disposée comme un croissant ouvert en haut, nettement limitée à sa périphérie, large de 5 à 15 millimètres, et séparée de la collection primitive par une large étendue de peau jaunâtre. Peu à peu ce centre premier d'extravasation disparaît; la bande inférieure persiste et se dissipe la dernière. Il semble que, par une espèce de distillation successive, le sang accumulé au milieu de la cuisse se soit ainsi transporté sur le côté interne du genou, sans laisser de traces de son passage dans les tissus qu'il a traversés (1). »

Cette dispersion du sang épanché le place dans des conditions éminemment favorables pour une résorption hâtive, et nous avons présents à l'esprit plusieurs faits où des ecchymoses du tronc, des membres

(1) Lafaurie. Loc. cit.

ainsi entraînées loin des limites des parties contuses, ont été promptement résorbées.

Par sa laxité, sa richesse en vaisseaux, le tissu cellulaire sous-cutané et profond est donc de préférence le siége des ecchymoses ; et, si nous supposons, ce qui arrive souvent, une contusion violente, sans broiement, sans désorganisation des tissus, avec intégrité de la peau ; les phénomènes ultérieurs se passent à l'abri de toute complication.

Parfois, au lieu de s'infiltrer, le sang se réunit en collections et donne naissance à ce que l'on a désigné sous le nom de *bosses sanguines, de dépôt sanguin.* Ces tumeurs se produisent lorsque la quantité de sang épanché est considérable; dans quelques circonstances, leur résorption a lieu avec une grande rapidité.

Qu'il soit collecté de manière à former une tumeur ou qu'il soit infiltré dans les mailles du tissu cellulaire, le sang extravasé finit toujours par être, au bout d'un temps variable, complètement résorbé ; cette disparition plus ou moins rapide soulève une question de physiologie pathologique du plus haut intérêt. Quelles sont, en effet, les conditions susceptibles de hâter cette résorption ? Comment, et après quelles modifications le liquide épanché ne laisse-t-il plus ou très-peu de traces de sa présence ?

La laxité du tissu cellulaire, son abondance en vaisseaux qui facilitent le développement des ecchymoses jouent alors, en quelque sorte, un rôle réparateur ; épanché dans un tissu lâche, très-vasculaire, le sang trouve là les conditions les plus favorables à sa résorption. Lorsqu'il est colligé en masse dans des cavités naturelles ou dans des espaces anormaux formés par la déchirure et la séparation des organes, il se coagule dans un grand nombre de cas, au lieu de rester liquide, et le caillot, circonscrit de toutes parts par une poche de nouvelle formation, semble s'organiser et constitue une tumeur qui rentre dans l'ordre nombreux des tumeurs hématiques.

Le travail de résorption qui a marché lentement s'arrête, et cet état peut se prolonger indéfiniment sans se modifier, à moins que, par exception, un rétrécissement successif du sac n'entraîne, après un temps très-long, la disparition de la tumeur.

Nous ne pouvons, dans cette étude, nous étendre longuement sur les transformations diverses qu'éprouve le sang extravasé réuni en foyers, mais nous ferons remarquer que, dans certaines tumeurs sanguines, parfois sous-cutanées, molles, flasques, livides, le sang reste liquide et se résorbe rapidement avec recollement de la peau et disparition de la poche.

Dans nos observations, il s'agit d'infiltrations sanguines considérables, diffusant au loin dans les tissus, sans altération profonde dans la trame des organes, capable de produire des accidents inflammatoires et d'enrayer la rapidité de leur résorption. Lorsque les tissus sont, en effet, profondément désorganisés, souvent surviennent une inflammation vive et un rapide travail éliminatoire ; obstacles sérieux à la résorption qui s'effectue déjà à grand' peine, alors même que l'empâtement et la tuméfaction inflammatoire ne permettent pas de redouter la suppuration.

Les ecchymoses ne se dissipent pas tant que la congestion est intense, et si un point s'enflamme et suppure, les parties environnantes conservent la teinte ecchymotique quand elle a disparu déjà dans les régions plus éloignées.

Les chirurgiens n'ignorent pas le peu de tendance à la résorption des petits foyers sanguins au milieu des tissus enflammés et dans le cas d'écrasement d'un membre, alors que l'amputation serait indiquée, de légères ecchymoses, de petits îlots sanguins restant sur les lambeaux, sont des complications graves et font courir au malade les plus grands dangers. Quoique non entamés par le couteau, ces points d'infiltration deviennent des foyers de pus, ils sont le point de départ de fusées purulentes dans le moignon, de décollements étendus, et quand dans les premiers jours le malade n'est pas enlevé par la pyohémie, il reste longtemps exposé à toutes les complications nosocomiales, si fréquentes dans les hôpitaux.

L'intégrité des tissus, autant que la chose est possible après une forte contusion, la diffusion au loin de la masse sanguine extravasée, l'absence de phénomènes inflammatoires rendent l'exsudat éminemment apte à une prompte résorption. Rien n'est plus variable que le temps nécessaire à une ecchymose pour disparaître; assigner à ce phénomène un nombre de jours déterminés serait oublier que la quantité de sang épanché peut varier de quelques centigrammes à plusieurs centaines de grammes.

De l'intensité, de l'ancienneté des contusions et de quelques autres conditions dépend la coloration ecchymotique, dont les deux teintes extrêmes sont le noir foncé et le jaune-paille. Son aspect varie à partir du moment de l'accident, suivant qu'elle est superficielle ou profonde, et qu'elle est située dans un tissu conjonctif lâche ou serré. Superficielle comme aux paupières, au scrotum l'ecchymose donne à la peau une coloration noire, livide, ardoisée, profonde; elle offre une teinte bleuâtre, légère, puis une teinte jaune plus ou moins foncée. A mesure qu'on s'éloigne de l'accident, l'ecchymose passe du noir à la teinte ardoisée, du bleu foncé à un bleu plus clair, puis elle jaunit et finit par disparaître.

Quant à ses couleurs variées à l'œil nu, à son passage graduel par les teintes brun-olive, verdâtre et jaune, nous n'en connaissons pas encore les causes. Nous savons très-bien que l'hémoglobine abandonne les globules rouges, qu'elle se dissout et se transforme partiellement en granulations colorées, mais nous ignorons la nature des transformations qui donnent aux téguments ces nuances diverses. Peut-être l'exposition à l'air et à la lumière suffit-elle pour produire ces variations; on a, en effet, remarqué que le sang infiltré profondément avait une teinte noire, cramoisie ou jaunâtre, mais jamais, dit Follin, l'ecchymose n'a été trouvée, dans ces cas, bleue, olivâtre ou verte.

Deux fois nous avons essayé, à l'aide d'une piqûre d'épingle, d'examiner chez des blessés le sang formant ecchymose et donnant à la peau une coloration bleue ou ardoisée. L'épanchement sanguin remontait à plusieurs jours. Une piqûre assez profonde de la peau ecchymosée fit sourdre une goutte d'un sang noir, épais, nous le recueillîmes sur une lamelle de verre pour l'examiner au moment même sous le champ du microscope. Les globules rouges étaient généralement arrondis, quelques-uns déformés sur les bords ; pris séparément, ils étaient manifestement moins colorés qu'à l'état normal ; le liquide interglobulaire avait une coloration gris rougeâtre, au lieu d'être transparent comme celui d'une goutte de sang recueilli après une piqûre sur la peau saine du membre opposé.

Cette teinte de sérum coïncidant avec la diminution de coloration des hématies, indique clairement le passage de la matière colorante des globules rouges dans le liquide ambiant qui, ainsi coloré, doit modifier l'aspect des téguments et de la peau qu'il imprégne.

Les différentes nuances par lesquelles passe l'ecchymose, depuis son apparition jusqu'à la résolution complète, correspondent probablement à l'imbibition variable des tissus par ce liquide plus ou moins riche en hémoglobine dissoute.

N'y aurait-il pas là, au point de vue de la coloration des ecchymoses, quelque chose d'analogue à ce qu'on a constaté pour la teinte des urines. Suivant l'abondance de l'urochrome ou pigment urinaire, pour une même quantité d'urine, la coloration varie du rouge noir au jaune clair, et il est toujours possible, quelque foncée que soit la teinte, de la faire passer par toute la série de couleurs du tableau de Vogel, pour l'amener enfin à la coloration jaune clair.

C'est là une simple question d'abondance du pigment urinaire; pourquoi les teintes variées de l'ecchymose, bleu, ardoisé d'abord, puis vert, safran et jaune, ne seraient-elles pas le fait de l'imbibition des tissus par une solution d'hémoglobine, solution dont la concentration irait naturellement en diminuant à mesure qu'avec le temps s'opérerait la résorption ?

Nous rapportons dans une de nos observations les

particularités que nous a présentées la dissection des parties contuses ; dans les points où la peau avait une teinte bleuâtre, le derme était infiltré de sang, et au-dessous, dans le tissu cellulaire sous-cutané, existait une masse de sang noir coagulé, mesurant plusieurs millimètres d'épaisseur. Sur les préparations histologiques que nous fîmes, après avoir fait durcir les morceaux de peau avec son tissu cellulaire sous-jacent dans l'alcool à 40°, nous vîmes une infiltration remarquable des mailles du tissu sous-cutané par les globules rouges, les travées conjonctives étaient disséquées, et dans son ensemble la préparation ressemblait à celle d'un angiome caverneux.

Quelques granulations colorées apparaissaient çà et là. Sur des coupes de la peau, dans les points où la coloration était vert-olive, verdâtre, le derme n'était pas le siége d'une infiltration sanguine; cette dernière était restée limitée aux tissus sous-jacents. Quant à la cause de cette teinte verdâtre, elle nous a paru due à l'imbibition du derme par une substance colorante dissoute ; l'ensemble de la coupe était, en effet, d'une teinte grisâtre uniforme, et nulle part, dans l'épaisseur du derme, on ne voyait de particules colorées dont la présence pût expliquer cette couleur des téguments.

Il est une expérience chimique bien simple qui peut jeter un certain jour sur les variations de teinte des ecchymoses. Lorsqu'on met un alcali quelconque en contact avec la matière colorante du sang, on voit apparaître une teinte vert jaunâtre.

Si, par exemple, dans un tube contenant du sang, on verse quelques gouttes d'ammoniaque, le liquide prend immédiatement une teinte verdâtre par réflexion et rouge par transmission. Si on ajoute du chlorure de zinc, l'ammoniaque précipite de l'oxyde de zinc, lequel entraîne la matière colorante en prenant une teinte vert jaunâtre parfaitement tranchée. C'est là une modification de coloration sous l'influence des alcalis ou oxydes basiques, sans décomposition de l'hématine. Si l'on traite, en effet, par un acide, on fait réapparaître la coloration rouge primitive. Il semblerait que nous avons là des alternatives de coloration, analogues à celles qui se passent dans les matières colorantes, sous l'influence des agents acides ou alcalins. Comme les liquides de l'économie sont alcalins, il est permis de supposer que l'hémoglobine dissoute dans des milieux alcalins prend une coloration verdâtre.

Ces transformations du sang dont nous venons de parler indiquent des étapes successives dans la résorption de l'épanchement sanguin, et au point de vue de la teinte subictérique des téguments produite par la matière colorante modifiée des globules rouges, il importe d'étudier la marche de cette résorption.

La couche sanguine exsudée ne se comporte point toujours de la même façon. Dans un assez grand nombre de cas, la fibrine du sang a disparu et la sérosité a persisté; il en résulte une collection de liquide analogue à de la synovie, quelquefois rose, quelquefois jaune, quelquefois tout à fait limpide. Ces transformations séreuses signalées depuis longtemps ont été bien étudiées par Morel Lavallée (1).

(1) Morel Lavallée. Archives de médecine, Juin, 1853.

Nous n'avons pas à nous en occuper ici. Nous laisserons également de côté les modifications que peut éprouver le sang dans les kystes et les abcès sanguins.

Lorsqu'une quantité considérable de sang s'est extravasée, il arrive parfois qu'au lieu de se coaguler, il se fluidifie de plus en plus, il gagne sans cesse en largeur, et s'infiltre au loin; c'est ainsi que chez un malade dont Pelletan rapporte l'histoire, une collection sanguine énorme de la région dorsale supérieure cessa au bout de peu de temps d'être appréciable; le sang avait diffusé; du troisième au sixième jour, une large ecchymose jaunâtre avait paru sur le devant de la poitrine. Cette diffusion de la masse sanguine précipite la résorption, le sang s'étend tantôt en nappe (2), tantôt sous forme de traînées, suivant les obstacles qu'il rencontre sur son chemin ; l'hémoglobine dissoute, disséminée sur une large surface, colore les tissus qu'elle imprègne, et quand elle se présente en quantité considérable au milieu de tissus sains, dont la vitalité n'a pas été compromise par la contusion, la résorption peut être plus rapide que l'élimination et une teinte jaunâtre colorer uniformément la peau et les conjonctives.

On ne rencontre pas ordinairement des transformations séreuses et des infiltrations aussi étendues que celles dont nous venons de parler; généralement, l'épanchement sanguin, quand il se termine par résolution, suit, toutes choses égales d'ailleurs, la marche suivante : la partie liquide du sang colorée par la des

(1) Pelletan Loc cit.
(2) Voir page 58.

truction des globules rouges extravasés, ou peut-être simplement par la dissolution partielle de leur hémoglobine, imbibe les tissus avec lesquels elle se trouve en contact, et déjà la résorption s'effectue, ainsi que le prouve l'analyse des urines sur les caractères desquelles nous insisterons bientôt longuement. La fibrine se coagule et maintient dans ses mailles la plus grande partie des hématies déjà altérées, les caillots mous, noirs, diffluents, subissent également dans leur structure des modifications profondes. Chez des chats et des cabiais, auxquels nous avions fait des injections de sang défibriné (1) dans le tissu cellulaire sous-cutané, nous avons constaté, au bout de quatre à cinq jours, la destruction complète des globules rouges; le liquide de la préparation offrait à l'examen histologique une couleur rouge-brique; çà et là on apercevait des granulations rouge jaune, probablement d'hématine et de nombreux cristaux d'hématoïdine. Le fait important est la disparition des globules rouges et la mise en liberté de leur matière colorante; qu'une partie se transforme sur place en granulations rouges ou jaunes, ou encore en cristaux d'hématoïdine, c'est là un fait prouvé et bien établi, mais la destruction globulaire ne s'opère pas instantanément, elle s'effectue lentement, d'une façon continue, et la plus grande partie de l'hémoglobine, dissoute dans son sérum et dans l'exsudat plastique qui accompagne toute contusion, est résorbée à l'état de matière colorante en solution. L'absorption se produit par les veines et les lymphatiques. Dans la seule autopsie que nous ayons faite d'un sujet qui avait succombé avec un épanchement sanguin considérable du membre inférieur droit, nous avons trouvé dans la région du pli de l'aine deux ganglions hypertrophiés ; à la coupe, dans le suc obtenu par le raclage, on voyait des particules colorantes rouges et jaunes, tout à fait analogues à celles que présentait en certains endroits le tissu conjonctif sous-jacent, infiltré de sang. La substance ganglionnaire était d'une teinte rouge brun.

Cette migration de l'hématine sous forme de granulations pigmentaires, son transport par les globules blancs dans les ganglions et dans des organes éloignés est encore un mode de résorption des hémorrhagies anciennes, mais si on peut lui attribuer la disparition complète d'anciennes ecchymoses, et la pigmentation persistante de quelques cicatrices, on ne saurait expliquer de la même manière la résorption parfois très-rapide de masses sanguines énormes.

Résorbée en grande quantité, à la suite de vastes infiltrations sanguines, la matière colorante modifiée des globules rouges donne aux téguments une teinte jaunâtre surtout appréciable sur la face et les conjonctives. Nous n'avons jamais vu de teinte ictérique comparable à celle que produit le pigment biliaire ; il s'agit, nous l'avons dit au début, d'une coloration ictéroïde pouvant à la rigueur passer parfois inaperçue, et attribuée ordinairement à une contusion du foie. La coloration de la peau ne dépasse guère la teinte jaune soufre pâle ; elle est très-nette sur la face, vers les ailes du nez, le front, les commissures des lèvres. Les conjonctives sont jaunâtres, et la pression sur les muqueuses, en chassant le sang des capillaires, leur donne une teinte jaune-citron pâle.

Dans la crainte d'être induit en erreur par notre

seule observation, nous ne nous sommes jamais exclusivement rapporté à notre examen. Chez les malades que nous suivions dans leurs services, MM. Gayet et Ollier ont constaté cette coloration pigmentaire des téguments, et reconnu que l'ictère ne pouvait être mis en doute. Dans d'autres cas, prévenu par des collègues que des blessés atteints de vastes épanchements sanguins prenaient une teinte ictérique, nous avons noté avec eux la teinte jaunâtre de la peau.

La coloration des conjonctives a une importance qui ne saurait être méconnue, quoiqu'on ait dit que pour quiconque savait regarder, les conjonctives étaient jaunes. On ne peut alors, en effet, mettre la teinte subictérique de la face sur le compte de la pâleur anémique qu'entraîne une hémorrhagie interne abondante et le séjour prolongé au lit. Dans les cachexies cancéreuse, paludéenne, où la peau a une coloration jaune grisâtre, chez les chlorotiques, à teint jaune vert, les conjonctives ont, à peu de chose près, la teinte normale blanc bleuâtre. Deux fois, sur la peau de nos malades atteints d'ictère, nous avons appliqué, en dehors des parties contuses, de petites bandelettes vésicantes ; les sérosités que nous avons recueillies étaient verdâtres, légèrement vert de bouteille. Comparées à d'autres sérosités provenant également de l'application de petits vésicatoires chez des malades placés dans les mêmes conditions, mais indemnes de toute contusion, elles s'en différenciaient par leur teinte foncée ; les premières avaient une coloration verdâtre, les secondes étaient d'un jaune clair. Nous avions soin de les examiner sous le même volume, dans des tubes en verre de même épaisseur. L'acide azotique donnait naissance à un coagulum albumineux abondant.

Les urines se sont toujours montrées plus foncées dans leur teinte, mais quand on recherchait la matière colorante de la bile, on n'en trouvait pas de traces. Nous ne faisons que signaler ces changements de couleur, nous réservant d'insister bientôt sur les causes de ces variations.

Le réactif que nous avons employé, au lit des malades, pour déceler la présence du pigment biliaire, est l'acide azotique non complètement dépouillé d'acide azoteux, qui change, comme on le sait, la couleur de brun en vert, bleu, violet rouge; cette dernière teinte passe définitivement au jaune sale. Nous avons pris toutes les précautions indiquées dans les ouvrages classiques. Jamais nous n'avons obtenu de modifications de teinte qui aient pu nous faire croire à la présence de la matière colorante de la bile. L'acide azotique n'est point un réactif d'une précision absolue ; il peut fort bien ne pas déceler des quantités minimes de pigment biliaire; remarquons cependant que dans les cas où l'urine a une teinte rouge jaune, si cette coloration était due à la matière colorante de la bile, le pigment biliaire s'y trouverait en assez notable quantité pour être révélé par l'action de l'acide azotique.

En outre, dans notre observation 3, l'analyse des urines d'un malade présentant cette teinte subictérique permet d'affirmer l'absence complète de matière colorante biliaire.

A l'aspect des téguments, l'ictère hématique traumatique ne peut être distingué de l'ictère bilieux, dont il paraîtra toujours être le premier degré ; nous savons, du reste, que dans les ictères d'origine sanguine, par intoxication saturnine, par empoisonnement, il n'est pas possible, d'après la teinte de la peau et des conjonctives, de les différencier des ictères biliaires.

Jamais chez nos malades, nous n'avons observé de troubles de l'innervation (démangeaisons de la peau, anomalies des perceptions sensoriales) et de la circulation avec ralentissement des mouvements du cœur. Il nous eût été, du reste, difficile de faire la part de ce qui pouvait être attribué au traumatisme et à l'ictère. De plus, ces troubles ne sont pas constants dans les ictères très-foncés de la peau, et, dans l'ictère léger que nous décrivons, ils sont l'exception. D'après ce que nous avons vu, la teinte subictérique paraîtrait vers le huitième jour; elle coïncide constamment avec la résorption de l'épanchement sanguin, et peut, dans sa durée, osciller entre quelques jours et deux ou trois semaines. La raison de ces différences se trouve essentiellement dans la quantité de sang extravasé, mettant un temps plus ou moins long à se résorber.

L'ictère hématique traumatique doit être considéré comme un épiphénomène des violentes contusions avec vastes infiltrations sanguines ; il ne paraît avoir par lui-même aucune gravité, et ne doit pas être rangé parmi les complications graves des contusions. Au point de vue clinique, il offre, quant à son diagnostic, quelque intérêt. On peut, en effet, le confondre avec le premier degré d'un ictère d'origine biliaire, et l'imputer à une contusion du foie ou à un trouble fonctionnel quelconque des voies biliaires, produit par le traumatisme.

L'erreur ne sera point de longue durée, l'essai des urines démontrant l'absence de matière colorante de la bile.

Quant aux ictères septiques (pyohémie, infection putride), ils sont liés très-souvent, comme l'a dit M. Verneuil, à une altération du foie; les urines sont bilieuses; dans quelques cas, cependant, la teinte ictérique n'est pas due au pigment biliaire (ictère hématique par empoisonnement du sang); les frissons, l'élévation de la température, les accidents généraux graves, indiqueront toujours clairement un ictère septique.

Le diagnostic est sans difficulté; la seule inspection à la lumière du jour suffit pour reconnaître la jaunisse, et l'examen des urines permet d'en distinguer la cause.

On comprend que, dans cette forme d'ictère, les indications thérapeutiques fassent défaut et que le pronostic n'en soit nullement modifié.

L'ictère hématique n'accompagne pas, il s'en faut, toute contusion ; il est relativement rare, car son apparition est liée à certaines conditions qui sont loin de se trouver habituellement réunies, et dont les deux *sine qua non* sont un épanchement sanguin considédérable, une résorption rapide de la matière colorante dissoute.

Chez les nouveau-nés atteints de bosses sanguines énormes du cuir chevelu, l'association de ces causes se rencontre plus facilement, et, dans ces cas, nous avons vu survenir une teinte subictérique uniforme. L'ictère des nouveau-nés a donné lieu à des travaux remarquables, mais sa cause est encore l'objet de nombreuses contestations. Un point cependant parait acquis sur la pathogénie de cet ictère : il n'est pas toujours dû à la matière colorante de la bile, et, ainsi que le disait M. Bouchard dans une de ses leçons cliniques, à l'hôpital de la Charité, l'ictère des nouveau-nés a parfois les caractères de l'ictère hématique. Au moment de la naissance, les épanchements sanguins sont, en effet, extrêmement fréquents. Sans parler du thrombus et du céphalœmatome, nous savons par les travaux de M. Hervieux qu'on rencontre des hémorrhagies multiples dans les poumons, dans les cavités séreuses, etc. ; il semble que le fœtus ait une surabondance de sang qui rend inoffensive l'hémorrhagie qui survient au moment de la section du cordon. Pour beaucoup d'accoucheurs, il était de précepte que l'on pouvait et même que l'on devait laisser saigner un peu le cordon. Au surplus, l'hémorrhagie qui se fait par cette voie traumatique s'effectue souvent non-seulement dans les parenchymes, mais encore à la surface des muqueuses.

Dès 1816, Voisin avait fait cette remarque que les enfants nouveau-nés chez lesquels survient l'hématémèse n'ont jamais d'ictère. Il semblerait donc, dans les cas où l'hémorrhagie a fait défaut, que la destruction des globules surabondants soit la condition pathogénique de l'ictère hématique.

Il ne manque à une telle manière de voir que l'absence démontrée de pigment biliaire dans les urines ou autres produits d'excrétion. Dans les faits que nous avons observés, nous avons toujours vu coïncider la teinte subictérique des téguments avec la résorption de la masse sanguine épanchée, et lorsque après la mort nous avons pu nous procurer quelques gouttes d'urine dans la vessie, ou recueillir, soit dans le péricarde, soit dans la plèvre, un peu de liquide exsudé, nous n'y avons jamais trouvé de traces de matière colorante biliaire.

L'expérience suivante nous permet d'être encore plus affirmatif sur l'origine hématique, dans quelques cas, de l'ictère des nouveau-nés.

Sur la face antérieure de l'avant-bras d'un enfant nouveau-né, qui avait succombé avec un ictère assez marqué, nous enlevâmes quelques centimètres carrés de peau avec son tissu sous-jacent et nous les placâmes dans un vase contenant 100 grammes d'eau ; dans un autre vase renfermant la même quantité de liquide, on mit un autre morceau de peau de mêmes dimensions, d'un sujet du même âge, mais ne présentant pas le plus léger ictère. Vingt-quatre heures après, l'eau du premier flacon avait une teinte jaunâtre qui s'accentua encore par la macération ; traitée par l'acide azotique, il ne se produisait aucune réaction qui pût faire soupçonner le pigment biliaire. Le liquide du deuxième flacon restait, au contraire, incolore.

Quant aux modifications que subit le sang épanché dans les tumeurs de la tête, elles sont très-probablement analogues à celles que nous avons décrites à propos des ecchymoses chez l'homme. La résorption du liquide exsudé paraît être cependant plus rapide. Dans une autopsie, que nous rapportons, de thrombus en voie de résolution, nous avons on ne peut plus nettement constaté le passage de la matière colorante du sang dans le liquide ambiant.

A la place de sang, que nous supposions en partie

coagulé, nous n'avons trouve qu'un liquide jaune rouge, infiltrant les mailles du tissu celluleux, et, à l'incision de la peau, il s'en écoula 10 à 12 centimètres cubes. Examiné au microscope, ce liquide contenait quelques granulations colorées, en petit nombre, mais pas un seul globule rouge.

OBSERVATION I.

Chûte d'un siége élevé d'une voiture. — Passage d'une des roues sur le tronc. — Vaste infiltration sanguine de la cuisse droite, du dos et de la partie antérieure du thorax. — Teinte subictérique.

Grunet Pierre, âgé de 44 ans, est entré à l'Hôtel-Dieu, de Lyon, e 25 août 1873 (salle Saint-Louis, n° 81, service de M. Gayet).

Cet homme conduisait une voiture assez pesamment chargée; il évalue le poids de son chargement à 7 à 800 kilog. environ, lorsqu'il fut violemment projeté de son siége à terre. Une des roues de la voiture lui passa sur le dos.

A son entrée on constatait une double fracture de côtes, et les marques de violentes contusions sans aucune plaie.

L'infiltration sanguine, au dos, surtout était considérable; la pression était très-douloureuse; il semblait qu'il y eût là, sur une certaine étendue, un véritable décollement de la peau.

27 août. Teinte bleuâtre foncée de toute la peau du dos; cette coloration ardoisée est trés-marquée à la région dorsale, mais elle va en s'atténuant à mesure que l'on se rapproche de la région lombaire.

L'infiltation sanguine s'est étendue de proche en proche et envahit, grâce à sa laxité, le tissu cellulaire en suivant les lois de la pesanteur.

A la partie externe de la cuisse droite, vaste ecchymose remontant jusqu'à l'épine iliaque antérieure et supérieure.

Je restai, à cette époque, cinq jours sans voir ce malade, afin de donner le moins de prise possible à l'erreur et de mieux apprécier une différence de coloration de la peau, si elle existait.

Lorsque le 1er septembre j'examinai le malade, je fus frappé du changement de coloration de la peau; les téguments commençaient à prendre une teinte feuille morte.

Le malade avait un peu de fièvre, il éprouvait quelque gêne à respirer. Temp. axill. 38°.

La teinte des urines était intermédiaire entre le jaune et le jaune rouge (n° 3 et 4) du tableau de Vogel. Prise aux différentes heures de la journée, leur coloration était sensiblement la même.

Je versais au fond d'un tube en verre quelques gouttes d'acide azotique, puis je faisais arriver goutte à goutte l'urine sur ce liquide; j'obtenais ainsi deux couches contiguës où les moindres changements de coloration eussent été faciles à apprécier, je n'ai jamais noté aucun phénomène qui pût faire supposer la présence de la matière colorante biliaire.

Au niveau des ecchymoses, la teinte bleu foncé a fait place à une coloration bleuâtre, au pourtour la peau est verdâtre, jaune en d'autres points. Les parties latérales du thorax, les flancs paraissent imprégnés, comme par imbibition, de la matière colorante en solution.

3 septembre. Teinte subictérique générale de la peau et des conjonctives.

Le 4. L'ictère ne saurait être mis en doute. Plusieurs de mes collègues que j'avais priés d'examiner ce malade supposèrent, en présence de la coloration de la peau et des conjonctives, quelque trouble de la circulation biliaire, dû probablement à une légère contusion du foie.

Le 5. Les urines sont un peu plus foncées (jaune rouge, n° 5), toujours pas de pigment biliaire.

Le 9. Marbrure des ecchymoses. Echiquier de teintes violacées, jaune safrané et verdâtres.

Le 10. Je répétai l'expérience que j'avais déjà faite chez un autre malade atteint d'ecchymoses.

Sur la peau de la face antérieure de l'avant-bras, indemne de toute contusion, j'appliquai une petite bandelette vésicante.

La même opération fut faite dans les mêmes conditions chez un autre malade à peu près du même âge, entré à l'hôpital pour une arthrite du genou.

Les sérosités recueillies présentaient une différence de coloration des plus tranchées. La sérosité du malade à l'infiltration sanguine était verdâtre, tirait sur le vert olive ; celle, au contraire, du deuxième malade était simplement jaunâtre. Par le repos, il se formait un coagulum fibrineux, transparent ; l'examen histologique ne m'a montré aucune différence entre ces deux liquides.

Le 19. J'étais resté plusieurs jours sans voir le malade. A la coloration jaunâtre avait succédé une teinte jaune paille, l'ictère était en voie de décroissance.

Le 24. La teinte jaune paille persiste. Urines intermédiaires entre le jaune et le jaune rouge (3 et 4).

Lorsque nous vîmes le malade pour la dernière fois au commencement d'octobre, il ne nous semblait pas que la peau eût repris complètement sa coloration normale. La couleur des urines était alors jaune clair. Nous avons depuis perdu ce malade de vue, mais nous avons su qu'il était sorti guéri de l'Hôtel-Dieu.

Observation II.

Fracture du fémur droit. — Vaste épanchement sanguin s'étendant depuis le pli de l'aine jusqu'à la rotule. — Large ecchymose occupant le bras et l'avant-bras droit.
Teinte subictérique de la peau, nettement accusée à la face et aux conjonctives.

Pierre Eymin, âgé de 51, exerçant la profession de voiturier, est entré le 6 septembre 1873 à l'Hôtel-Dieu (salle Saint-Sacerdos, service de M. Ollier).

Cet homme, conduisant un camion, fut renversé de son siége, et la roue de devant de la voiture chargée d'un poids de 3000 kilog. passa sur sa cuisse droite. A son entrée à l'hôpital, on constate une fracture de cuisse, à la partie inférieure, au-dessus des condyles.

Le fragment supérieur, taillé très-obliquement en bec de flûte, fait saillie sous la peau à la partie antéro-externe de la cuisse.

Epanchement sanguin considérable depuis l'aîne jusqu'au genou et même en avant de la rotule. La peau de toute la région est tendue, elle offre une teinte ardoisée qui s'étend en bas jusqu'à la partie moyenne du mollet.

Le bras droit du malade a, de plus, éprouvé une violente contusion, la peau du bras et de l'avant-bras présente surtout à sa face antérieure une teinte ecchymotique.

On applique autour du membre fracturé des couches épaisses de coton et quatre attelles de carton, puis on maintient le tout. sans compression, par quelques tours de bande très-modérément serrés.

Le malade est en outre placé dans une gouttière Bonnet.

Dans la soirée du 6 septembre, le malade se plaignant de violentes douleurs, M Ollier fit enlever l'appareil, il trouva le pied froid, insensible. Il jugea l'amputation impraticable, vu l'énorme épanchement sanguin de tout le membre. Deux jours après, la teinte violacée du pied se prononçait de plus en plus et le refroidissemont remontait jusqu'au genou.

A la teinte noirâtre de l'ecchymose fémorale avait succédé une coloration ardoisée, bleu foncé en certains points ; la peau du bras et de l'avant-bras, d'un noir bleuâtre, offre çà et là des plaques tirant sur le jaune.

A la date du 12 septembre, on note un léger ictère, la peau de la face a une coloration jaune paille qu'elle ne présentait pas les jours précédents, il en est de même des sclérotiques.

Les 13 et 14. La teinte ictérique s'est nettement accusée à la fce et aux conjonctives.

La peau tout entière parait un peu plus jaune qu'à l'état normal. Un lavage fait avec soin ne permet pas d'attribuer ce changement de coloration soit à la malpropreté, soit à l'usage de quelque pommade.

La gangrène fait des progrès, on entoure le membre de sciure de bois imprégnée d'une solution phéniquée.

Le 17. L'ictère n'a pas augmenté, il est aussi marqué que le deuxième jour de son apparition. Les épanchements sanguins sont en voie de résorption ; la peau de la face antérieure du bras et de l'avant-bras est d'un bleu clair, jaune verdâtre en plusieurs endroits ; l'ecchymose n'est pas nettement délimitée, et la coloration olivâtre des téguments dépasse très-probablement de beaucoup les parties contuses.

La tuméfaction de la cuisse a diminué, et l'empâtement produit par l'extravasat sanguin moins marqué.

Dès le premier jour de l'ictère, les urines du malade ont été examinées, et chaque jour le même examen a été répété. Jamais on n'a trouvé la moindre trace de matière biliaire.

En me servant du tableau de Vogel, j'ai constaté que la coloration des urines correspondait à celle du rouge jaune et parfois du rouge brun.

A la même date, je fis l'expérience suivante : j'appliquai simultanément chez notre malade et chez un autre du même âge, atteint simplement de sciatique, une petite bandelette vésicante sur la peau de la face antérieure de l'avant-bras.

Quinze heures après, je recueillis séparément, dans deux petites éprouvettes, les sérosités que j'avais obtenues en piquant avec une épingle les phlyctènes produites.

La sérosité du premier malade avait une teinte plus foncée.

Le fragment osseux a perforé la peau.

Le 22. La gangrène est limitée, elle remonte jusqu'à 0,06 au-dessous du genou ; la zone qui sépare les parties vivantes des parties mortifiées est très-sensible à la pression.

Le 26. Fusées purulentes à la cuisse, passage de deux drains. Teinte violacée et verdâtre de la peau ecchymosée.

Le 27. La peau de la face, les sclérotiques semblent moins jaunes. Même coloration des urines.

Le 30. L'ictère est en voie de décroissance, le phénomène est surtout sensible aux conjonctives, la peau prend une teinte jaune terreux.

1er octobre. Le malade est abattu, somnolent, depuis huit jours, la température prise matin et soir oscille entre 38° le matin et 39° le soir.

Le 4. Mort.

Le 5. *Autopsie*, 24 heures après la mort.

Le fragment supérieur fait hernie à travers la peau perforée, sur une longueur de 7 cent. La fracture siége à 6 cent au-dessus des condyles ; la gaîne périostale est complètement déchirée. Pas de fracture intercondylienne communiquant avec l'articulation. Il existe une arthrite purulente du genou, produite par l'envahissement d'une collection purulente, primitivement intra-articulaire. Pas de déchirure de la poplitée ; cette artère, qui était en quelque sorte à cheval sur le tranchant du fragment inférieur, n'a pas été comprimée contre les téguments, car un caillot en ce point indique qu'elle avait conservé son calibre, mais elle a subi quelques éraillures de sa tunique interne ; ces dernières sont devenues le point de départ du coagulum. Le caillot, qui a une étendue de 6 à 7 centimètres, n'est adhérent qu'au point où l'on observe les éraillures. Les artères sont athéromateuses.

A la partie externe de la cuisse, la peau a une teinte bleue violacée qui s'étend jusqu'au niveau de la crête iliaque ; çà et là des plaques plus ou moins étendues, jaune verdâtre, qui donnent à la peau de toute la cuisse une apparence marbrée.

La peau et les tissus sous-jacents sont disséqués avec soin, à partir du siége de la fracture ; dans les points où la peau est bleuâtre, le derme et le tissu cellulaire sous-cutané sont infiltrés de sang. Au-dessous de la peau, la couche sanguine, d'un noir foncé, analogue à du raisiné, mesure 15 à 18 millimètres d'épaisseur.

Dans les gaînes musculaires extravasat sanguin, mou, diffluent, imbibition de tous les organes de la région par la matière colorante du sang. Des îlots de tissus adipeux circonscrits par l'extravasat sanguin ont une teinte jaune rougeâtre.

A l'examen microscopique, sérum d'une coloration rouge brique, pas de cristaux, quelques granulations de matière colorante. Les globules rouges qui n'ont pas encore été détruits, sont arrondis, décolorés.

Les urines recueillies dans la vessie ont une teinte jaune rouge.

Nous plaçâmes dans l'alcool à 40° un morceau de peau eccyhmosée, ayant une teinte bleue ardoisée.

Sur des coupes que nous en fîmes quelques jours après, nous constatâmes les particularités suivantes : au-dessous du derme, globules rouges pressés les uns contre les autres formant mcsaïque. Dans les mailles du tissu adipeux, les éléments conjonctifs ont une teinte rouge orangé.

Dans le derme, qui a une coloration rouge foncé, en se rapprochant du corps muqueux, on voit par place des granulations jaune orangé de matière colorante, elles occupent les éléments conjonctifs.

Le corps muqueux a une teinte jaune sale et ne présente point de granulations colorées.

Observation III.

Contusions multiples. — Infiltration sanguine énorme du mollet gauche. — Ecchymose du tronc. — Pleurésie traumatique. — Teinte subictérique.

C. R..., valet de pied de la princesse T..., est entré à la Pitié, le 2 juin 1874 (salle Saint-Gabriel, service de M. Labbé).

Cet homme s'étant précipité, il y a onze jours, à la tête de deux chevaux emportés, fut violemment renversé. La tête du timon l'avait frappé en pleine poitrine, un peu à droite, et avant qu'il eût pu se relever, les chevaux et la voiture lui passèrent sur le corps. Relevé, dit-il, tout meurtri, il fut transporté chez lui.

Le lendemain, gène de la respiration, courbature générale, raideur dans les membres. Ventouses et vésicatoires sur la partie latérale droite du thorax.

Ne voyant survenir aucune amélioration dans son état, le malade est entré à l'hôpital neuf jours après l'accident.

Dans l'épaisseur du mollet gauche, épanchement sanguin énorme, la peau d'une teinte violacée, verdâtre en quelques endroits; est tendue, au toucher, empâtement profond, sans crépitation ; une pression un peu forte est douloureuse. Depuis le creux poplité jusqu'à l'extrémité des orteils, la peau a une teinte ecchymotique.

Il reste peu de traces des ecchymoses du tronc.

Lors de son entrée, le malade, d'une carnation habituellement rosée, a une coloration legèrement jaunâtre, les conjonctives présentent en même temps une teinte subictérique assez marquée.

Ce léger ictère fut d'abord constaté par mon ami Cartaz, interne des hôpitaux, qui a bien voulu suivre ce malade jour par jour et m'en donner l'observation.

Au niveau de la région thoracique droite latérale et inférieure, la pression provoque une douleur assez forte, mais sans localisation bien prononcée.

Il n'existe aucun signe de fracture de côtes. Le malade a conservé son appétit, il ne tousse pas, il se plaint toutefois d'un peu d'oppression. Pas de fièvre. Température normale.

A la partie postéro-externe du poumon droit, matité très-nette, remontant jusqu'à deux travers de doigt au-dessous de l'épine de l'omoplate. Absence complète de vibrations thoraciques, souffle aux deux temps de la respiration, égophonie; en un mot, signes évidents d'un épanchement pleurétique.

A partir du 5 juin, jusqu'au 14 du même mois, on recueillit chaque jour la quantité totale des urines et on nota leur coloration.

Le 5. Le membre inférieur ecchymosé est entouré de compresses d'eau blanche. Compression légère pour hâter la résorption qui s'effectue. Urines de 24 heures : 1.020 cent. cube, coloration rouge jaune. L'acide azotique n'indique pas la présence de la matière colorante de la bile.

Le 6. Urines de 24 heures : 1,025 centilitres cube, coloration plus foncée que la veille, intermédiaire entre le rouge jaune et le rouge brun, teinte subictérique s'accentuant et constatée par plusieurs personnes.

Le 7. L'empâtement du mollet a notablement diminué, résorption rapide de l'épanchement sanguin. Urines 1,010 cent. cub. Même coloration que la veille.

Analysées au laboratoire de Chimie biologique par M. Cazeneuve ces urines ne contenaient pas la plus petite quantité de pigment biliaire.

Le 8. Urines, 1,020 cent. cub., teinte rouge jaune, teinte subictérique persistante. Le malade, qui se regarde dans un miroir, est frappé de sa coloration jaunâtre.

Le 9. Le malade est mis au régime lacté. La teinte de ses urines n'a pas sensiblement varié, elle se rapproche du jaune rouge. Jusqu'au 14 juin, la quantité des urines excrétées en 24 heures est restée de 1,000 cent. cub. environ.

Le 14. A cette date, l'épanchement sanguin est à peu près complètement résorbé; plus d'empâtement profond, la coloration verdâtre de la peau du mollet persiste.

Le 16. Les urines sont devenues plus claires. La teinte subictérique persiste.

Le 28. La coloration jaunâtre des téguments a disparu, le malade a repris son teint habituel. L'épanchement sanguin est entièrement résorbé, la peau seule offre encore une teinte légèrement verdâtre.

Observation IV.

Fracture de l'humérus droit, au tiers supérieur. — Fractures de l'acromion, des 2e 3e et 4e côtes. — Ecchymose très-étendue, occupant presque la totalité du tronc. — Ictère au dix-neuvième jour.

Paul Gippet, journalier, âgé de 44 ans, est entré à l'Hôtel-Dieu le 3 mars 1874, salle Saint-Louis, n° 86, service de M. Gayet.

Le 25 février, cet homme est pris sous un bloc de pierre pesant de 1,500 à 3,000 kilog., il est tombé sur le ventre et le bloc a pressé sur l'épaule gauche d'arrière en avant et de dehors en dedans. Transporté chez lui, il n'eut d'autre traitement que l'application de huit sangsues posées sur une vaste ecchymose qui occupait tout le côté droit du thorax.

Le malade est transporté à l'Hôtel-Dieu huit jours après l'accident, il parle facilement sans oppression, l'état général est bon. Pouls 76.

Le côté gauche du thorax est plus large d'avant en arrière que le côté droit, il est aplati. Le bras gauche paraît plus long que le bras droit, et les mensurations donnent, en effet, une différence de 8 cent. pour le bras gauche. L'épaule est aplatie transversalement. On constate, en outre, un gonflement général de tout le côté gauche du tronc et du bras du même côté. La peau de toute cette région a une couleur jaune paille.

Le côté droit est le siége d'une vaste ecchymose qui remonte en haut jusqu'au-dessus de la clavicule, se prolonge en bas jusqu'à la région hypogastrique, en avant jusqu'au sternum, en arrière jusqu'à la colonne vertébrale. Le bras présente également une ecchymose sur toute la longueur de sa face externe.

Les mouvements communiqués au membre supérieur gauche sont très-douloureux, la main qui les fait exécuter perçoit une crépitation osseuse des plus nettes.

Outre cette fracture de l'humérus, dont le siége ne peut être précisé, vu le gonflement énorme du membre, il existe une fracture de l'acromion.

L'emphysème qui occupe tout le côté gauche du tronc fait supposer quelques fractures de côtes, que le gonflement empêche de constater.

7 mars. Le membre supérieur est placé dans un bandage qui le fixe au tronc.

(1) Due à l'obligeance de M. Gayet.

Le 10. Etat général très-bon.

Le 12. L'emphysème sous-cutané se résorbe. Le gonflement ayant notablement diminué, on peut se rendre compte des lésions.

Les 2e 3e et 4e cotes sont fracturées très-près de leur articulation avec le sternum, il existe à ce niveau une dépression notable.

Le 14. L'emphysème sous-cutané a disparu. Le malade présente une teinte ictérique générale, qui pour M. Gayet n'est pas celle d'une ecchymose partielle évoluant, l'ictère conjonctival concomitant exclut du reste cette supposition.

Le 28. — A la date du 28 mars, on note la disparition de la teinte ictérique.

Traitées par l'acide azotique, les urines n'ont jamais contenu de traces de matière colorante biliaire.

22 avril. — Le bandage silicaté qu'on avait appliqué est enlevé. Consolidation satisfaisante, mouvements conservés (1).

Observation V.

Thrombus énorme au niveau de la fontanelle postérieure et du pariétal droit. — Teinte subictérique des téguments, surtout de la face, coïncidant avec la résorption de l'épanchement sanguin.

Marius Revoil est né à la Maternité de Lyon, service de M. Laroyenne, le 25 septembre 1873.

La mère de l'enfant est une femme de 22 ans, primipare, présentant un rétrécissement régulier du bassin. La poche des eaux était rompue depuis quatorze heures, lorsqu'on appliqua le forceps de M. Chassagny. Au bout de quelques minutes, grâce à de fortes tractions soutenues, la tête de l'enfant apparaissait à la vulve.

C'était un gros garçon, chez qui l'on dut, pendant près de vingt minutes, pratiquer la respiration artificielle et l'insufflation bouche à bouche, il commença alors à pousser quelques petits cris, puis à respirer librement.

Au niveau de la fontanelle postérieure et du pariétal droit se trouvait une bosse sanguine dont le volume égalait sensiblement celui du poing d'un adulte. Si l'épanchement formait une tumeur des plus apparentes, il était difficile, néanmoins, de limiter la la masse exsudée ; il existait de l'infiltration sanguine dans toute la région épicrânienne. Sur le frontal droit, la peau déprimée, en sillon, témoignait de l'application du forceps.

(1) En ce moment se trouve à la Pitié dans le service de M Verneuil un malade avec fractures de côtes et épanchement sanguin ; il présente ainsi que me l'a fait constater mon ami le Dr Pozzi, une teinte subictérique des plus nettes. Les urines d'une coloration rouge jaune, ne contiennent pas de matière colorante de la bile.

Avant de laisser coucher l'enfant, je m'assurai que les sclérotiques avaient leur teinte blanchâtre, légèrement bleuâtre telle queje l'avais notée chez des nouveau-nés, indemnes de toute lésion.

27 septembre. Teinte subictérique très-marquée de la peau et des conjonctives, le thrombus a notablement diminué, il n'a plus que la moitié de son volume primitif.

Le 28. Même coloration des téguments. Thrombus en voie de résolution.

Le 30. La coloration jaune paraît moins marquée. La desquamation épidermique se produit. Le thrombus a presque totalement disparu, il reste toutefois au niveau de la région pariétale droite une petite tumeur non fluctuante, un peu plus large qu'une pièce de deux francs, elle conserve l'empreinte du doigt.

Il est impossible de recueillir les urines, les linges blancs qu'elles imprégnent conservent sur la limite de leurs tissus mouillés une teinte grisâtre.

1er octobre. Etat à peu près stationnaire, la teinte subictérique est moins accusée qu'au début.

Le 3. Plus de traces de thrombus. Au niveau de la région frontale, rougeur erysipélatéuse. Respiration fréquente, fièvre.

Le 4. L'érysipèle occupe une partie de la face. Rien du côté de l'ombilic.

Le 6. La rougeur érysipélateuse est peu marquée, elle est d'un rouge sombre. La respiration est peu fréquente; les lèvres sont séches.

Le 7. Rougeur diffuse, mal accusée d'une grande partie du tronc.

Le 8. Mort le matin.

Le 9. *Autopsie*, 12 heures après la mort. Les différents organes internes n'offrent aucune lésion. Le foie, les conduits biliaires qui ont été surtout l'objet de notre attention sont sans altération.

La peau du crâne est disséquée avec soin ; on rencontre au niveau seulement des régions pariétales postérieure et occipitale de petits ilots, isolés les uns des autres, de sang noir épanché, mesurant à peine 1 millimètre d'épaisseur.

A l'examen histologique, les globules rouges sont arrondis, moins colorés, le liquide interglobulaire, très-peu abondant du reste, est rougeâtre. Dans les parties correspondant au thrombus, le tissu cellulaire épicrânien qui ne fait qu'un avec la peau arrachée, est sillonné d'un nombre considérable de petits vaisseaux, ils forment des ramifications nombreuse et produisent de véritables arboisratian.

Ce développement exagéré du système vasculaire dans cette région, les ilots de sang coagulé dont nous avons parlé, sont les seules traces du thrombus.

Sur le frontal droit, fracture produite par le forceps; la fissure osseuse mesure 5 à 6 centimètres; au-dessous, léger épanchement sanguin ayant décollé la dure-mère sur une très-faible étendue.

Les quelques gouttes d'urine que jai recueillies dans la vessie m'ont permis de constater que l'urine ne contenait pas de matière colorante biliaire.

Obsebvation VI.

Thombus volumineux de la tête. — Résorption de l'extravasat sanguin, teinte ictéroïde générale de la peau et des conjonctives.

Eugène Juppet est né le 17 septembre 1873, après un accouchement des plus laborieux. Thrombus volumineux occupant surtout la région pariétale droite. Teinte normale des conjonctives.

L'enfant fut porté à la Crèche, je le perdis de vue.

Le 22 septembre. Je trouvai son cadavre sur la table de l'amphithéâtre. La peau avait une teinte subictérique générale des plus nettes, et la coloration des conjonctives de blanc bleuâtre était devenue jaunâtre. Le thrombus avait à peu près totalement disparu.

L'autopsie ne révéla aucune lésion des organes internes. Rien à noter du côté du foie et des canaux biliaires. La peau de la région crânienne est disséquée avec soin, il n'existe pas de sang à la place du thrombus, mais un liquide jaune rouge, correspondant comme coloration au n° 4 du tableau de Vogel.

Ce liquide, qui infiltrait les mailles du tissu cellulaire, s'écoule à l'incision de la peau; il peut être évalué à 10, à 12 centimètres cubes. Mis dans une éprouvette, il se coagule rapidement.

La vessie ne contenait pas une seule goutte d'urine. Dans le péricarde se trouvaient quelques grammes d'un liquide rouge brun, qui, placé sous le microscope, ne renfermait ni globules rouges, ni granulations colorées, l'acide azotique, hypo-azoteux, n'y décela pas de matière colorante biliaire : je cherchai dans une expérience des plus simples la preuve certaine que la coloration jaune des téguments n'était pas due au pigment biliaire.

Sur la face antérieure de l'avant-bras de Juppet, j'enlevai 6 centimètres carrés environ de la peau, puis, après l'avoir dépouillée du tissu adipeux sous-cutané, je la plaçai dans un vase en verre contenant 100 grammes d'eau.

La même expérience fut faite au même moment avec la peau d'un autre enfant du même âge. Lorsqu'après ving-quatre heures j'examinai l'eau des deux vases, je fus frappé de la différence de coloration entre les deux liquides.

L'eau du premier flacon avait une teinte jaunâtre qui, au bout de trente-six heures, était encore plus foncée; l'eau du deuxième flacon n'avait pas changé de teinte.

En traitant par l'acide azotique, suivant le procédé employé pour les urines biliaires, l'eau de coloration jaune, on s'assurait que cette teinte n'était pas due à la matière colorante de la bile.

Observation VII.

Thrombus volumineux de la tête. — Teinte subictérique des téguments.

Joséphine Boulletat est née en état de mort apparente, le 14 septembre 1873. Thrombus énorme occupant les régions faciale et pariétale droite. Coloration normale des conjonctives.

Le 16 septembre. Le thrombus a notablement diminué; nous notons une teinte ictéroïde de la peau et des conjonctives; peau chaude, respirations fréquentes.

Le 18. L'enfant est mort dans la nuit. Autopsie douze heures après la mort.

L'humeur vitrée, les conjonctives ont une coloration jaunâtre des plus nettes, le cerveau, le tissu adipeux offrent une teinte légèrement safranée.

Au niveau du thrombus, en grande partie résorbé, la peau est violacée.

A l'incision, il s'écoule 40 grammes environ d'un liquide rouge jaune, correspondant à la teinte n° 5 du tableau de Vogel. Examiné au microscope, ce liquide offre quelques rares globules blancs, je n'ai pas trouvé un seul globule rouge. Recueilli dans une éprouvette, il donne naissance à un coaguleux fibrineux, contenant de petits amas amorphes de matière colorante.

En quelques points du thrombus se voient des coagulations sanguines d'un noir foncé, analogues au raisiné.

La vessie était sans urine.

On recueille dans le péricarde quelques grammes d'un exsudat rouge jaune qui ne doit pas cette teinte à la matière colorante biliaire, ainsi qu'on s'en assure à l'aide de l'acide azotique.

L'enfant a succombé à une pleuro-pneumonie gauche.

Le liquide péricardique étant très-albumineux, je l'étendis en mince couche sur une assiette de porcelaine, puis, je fis tomber de l'acide azotique goutte à goutte sur ce mélange; un retrait coagulé de l'albumine entraînant la biliverdine, cette matière colorante aurait dû devenir verte, et trancher par sa couleur sur le fond blanc de l'assiette.

CHAPITRE II.

RECHERCHES EXPÉRIMENTALES

Chimie physiologique de l'ictère hématique traumatique.

Après avoir constaté cliniquement l'ictère hématique des blessés, nous avons, dans quelques expériences, recherché l'explication d'un tel phénomène; déjà l'examen des urines des malades nous avait fourni de précieuses indications, et quand, par des procédés d'une exactitude plus absolue, nous avons pu nous mettre à l'abri de toute cause d'erreur, les résultats ont concordé de tous points avec ceux que nous avions déjà obtenus.

A l'absence de pigment biliaire dans les urines, à leurs colorations variées dans l'ictère hématique, se rattache la démonstration de cette nouvelle forme d'ictère; on comprendra dès lors que nous entrions dans quelques détails sur la teinte normale et pathologique de ce liquide.

Malgré nos connaissances encore très-incomplètes sur les matières colorantes de l'urine, nous savons cependant, par les travaux de Schunk (1854) et de Thudicum (1864), que ses diverses teintes sont dues à deux substances qu'elle contient normalement; l'une, l'*indican* qui n'existe qu'en très-petite quantité dans toutes les urines; l'autre, l'*urochrome* qui chimiquement se rapproche beaucoup de la précédente et qui communique à l'urine sa couleur jaune ambrée habituelle. Suivant Thudicum, cette dernière substance existerait seule normalement dans les urines. C. Neubauer, distinguant au point de vue médical les colorations normales et les colorations anormales de l'urine, lui fait jouer un rôle exclusif dans les teintes de l'urine normale, qui peuvent varier depuis l'incolore et le jaune-paille jusqu'au rouge foncé et même jusqu'au noirâtre.

A la suite de nombreuses observations, il est parvenu à déterminer les colorations correspondant aux différentes nuances de l'urine, qui sont évidemment en rapport avec certaines variations dans la proportion de la matière colorante.

Il a trouvé qu'en étendant avec de l'eau une urine rouge brun, par exemple, on pouvait produire toutes les teintes intermédiaires (rouge, jaune rouge, jaune, jaune clair, etc.). Ces diverses nuances forment une série et les couleurs de l'urine peuvent être considérées comme les différents degrés de dilution d'un seul et même pigment.

Le tableau des couleurs de l'urine qui se trouve à la fin de l'ouvrage, ainsi qu'une table pour les déterminations quantitatives du pigment urinaire (2) permettent, par un calcul des plus simples, d'apprécier très-approximativement la richesse relative en matière colorante des diverses urines.

Nous avons toujours, chez nos malades, comparé aux couleurs du tableau leurs urines filtrées et exa-

(1) C. Neubauer et J. Vogel. Loc. cit.

(2) Voir Neubauer et Vogel, p. 180. Paris, 1870.

minées par réfraction sous une couche épaisse de 12 à 15 centimètres. Nous reviendrons bientôt sur ce sujet.

Jusqu'à ces dernières années l'*urochrome*, isolé par Thudicum, était considéré comme la matière colorante normale de l'urine; depuis, M. Méhu ayant eu l'occasion d'analyser des urines colorées en rouge foncé teinté de jaune (coloration particulière aux urines dites *hémaphéiques*), provenant d'un sujet atteint d'une affection hépatique, isola une matière colorante à laquelle il ne donna pas de nom, mais qu'il considéra comme la matière colorante de l'urine normale, excrétée dans une proportion tout anormale. Quoique très-ressemblante à la bilirubine par ses caractères extérieurs, cette substance en était cependant parfaitement distincte.

Peu après, Jaffé (2), expérimentant sur des urines rouge-acajou, très-foncées, pouvant être considérées comme des urines ictériques, en retira la même matière colorante qu'il nomma *urobiline*, par un procédé plus simple, basé sur le traitement successif de l'urine par l'ammoniaque et le chlorure de zinc; l'oxyde de zinc précipité fixe la matière colorante de l'urine. « Si, en effet, dit M. Méhu (3), on verse de l'ammoniaque en excès dans de l'urine et que, le précipité séparé par le filtre, on verse ensuite du chlorure de zinc, tant qu'il se produit un précipité, la matière colorante de l'urine se fixe sur ce précipité. L'ayant recueilli sur un filtre, lavé à l'eau froide, puis à l'eau

(1) Méhu. Chimie médicale. Paris, 1870.
(2) Yahresbericht de Virchow et Hirsch, 1871.
(3) Archives générales de médecine. Paris, 1873, t. XXI, p. 100.

chaude tant que les eaux de lavage se troublent par l'azotate d'argent; on reprend ce précipité par l'alcool bouillant et on le dessèche à une température peu élevée. La masse est pulvérisée, dissoute dans l'ammoniaque, et la solution colorée précipitée par l'acétate de plomb. Le précipité rouge qui en résulte, lavé à l'eau froide, séché et décomposé par l'alcool contenant de l'acide sulfurique, cède à ce liquide la matière colorante de l'urine ou *urobiline*. »

Dans ses *Leçons sur les humeurs*, M. Robin considère l'*urobiline* comme le seul principe colorant normal des urines; à l'opinion du savant professeur, nous ne pouvons mieux faire que d'opposer celle de M. Gautier qui, dans le deuxième volume de son ouvrage de *Chimie biologique*, n'accorde pas tout exclusivement à l'urobiline dans la couleur des urines, mais fait aussi la part de l'urochrome.

Pour M. Gautier, urobiline et urochrome ne sont pas synonymes; ces deux substances se différencieraient par leurs réactions chimiques et pourraient être isolées séparément des urines.

L'urochrome est une matière colorante, solide, jaune, amorphe, qui se dissout dans l'eau et la colore en jaune. L'alcool la dissout difficilement, elle est plus soluble dans l'éther, les acides minéraux et les alcalis. D'après sa préparation et ses propriétés, elle se rapprocherait beaucoup de l'indican et, par l'analyse spectrale, ses raies d'absorption seraient différentes de celles de l'urobiline. M. Gautier fait de plus remarquer, contrairement à Vogel et à d'autres observateurs, que, quelle que soit la proportion soluble d'urochrome dans les urines, leur coloration ne peut dépasser les teintes jaune, jaune ambré et rougeâtre; si la couleur d'une urine est rouge, rouge brun, brunâtre ou verdâtre, elle contient une substance colorante autre que l'urochrome et le pigment nouveau qu'on y rencontre est l'*urobiline de Jaffe.*

Dans les urines normales, l'urobiline n'existe pas ou bien on la trouve en très-minime proportion. C'est elle qui donne la couleur rouge à l'urine des fiévreux et surtout à celles que l'on appelait autrefois urines hémaphéiques, c'est elle qui dans l'ictère dû à la résorption des épanchements sanguins donne aux urines des malades une teinte plus foncée. Elle dérive très-nettement de la bilirubine et peut s'obtenir artificiellement.

Maly a, en effet, obtenu par l'hydrogénation de la bilirubine au moyen de l'amalgame de sodium, un composé rouge brun (hydrobilirubine), que Jaffe et Stokvis ont reconnu comme identique avec l'*urobiline.* Isolée, l'urobiline est une poudre jaune rougeâtre, elle se dissout facilement dans l'alcool et dans l'eau, surtout si elle est alcalinisée. Au contact de l'acide azotique elle prend une couleur rouge-hyacinthe vif, l'acide chlorydrique la fait passer du violet au rouge violacé. D'après M. Gautier, en s'oxygénant l'urochrome deviendrait l'urobiline.

Les détails dans lesquels nous venons d'entrer étaient nécessaires au point de vue de l'historique de la question; mais, pour les faits qui nous occupent, il importe peu que l'urochrome et l'urobiline soient ou non deux matières colorantes distinctes, deux pigments urinaires différents, puisque l'on peut passer de l'une à l'autre par une simple oxydation. Le fait important est l'augmentation du pigment urinaire quel qu'il soit, en même temps que l'absence de toute matière colorante de la bile.

Dans le cours de ce travail, nous nous servirons, pour désigner le pigment urinaire, du mot urobiline, car c'est elle que le procédé de Jaffe a permis de retirer des urines des malades et des animaux en expérience.

Dans nos recherches sur la présence du pigment biliaire, nous avons employé chez nos malades l'acide azotique, contenant un peu d'acide azoteux qu'on avait laissé s'y former en l'exposant à la lumière. Quoique ce réactif ne soit pas d'une exactitude absolue, ainsi que nous l'avons dit déjà, il permet cependant de déceler de très-petites quantités de pigment biliaire lorsque l'on prend certaines précautions dans l'essai des urines. Nous avons plusieurs fois, sur une faible quantité d'urine contenue dans un tube effilé, fait couler le long de la paroi du tube quelques gouttes d'acide azotique qui s'étalaient à la surface de l'urine, nous n'avons jamais vu, au point de contact des deux liquides, se produire la réaction caractéristique. Ajoutons, en faveur de l'acide azotique, que si les teintes foncées, jaune rouge et rouge jaune des urines dans ces cas avaient été dues à la matière colorante de la bile, il ne se fut point agi de quantités infinitésimales de pigment biliaire, et l'acide nitrique aurait assurément révélé sa présence.

D'autres procédés moins pratiques, mais plus exacts, nous autorisent à affirmer d'une façon absolue l'absence de toute matière colorante biliaire.

Chez le malade de l'observation III, les urines, examinées chaque jour et comparées au tableau de Vogel, avaient une teinte rouge jaune, rouge brun qui s'accentua en même temps que la teinte subictérique du sujet.

Par des procédés chimiques très-précis, nous avons constaté qu'à cette augmentation du pigment urinaire ne se joignait pas la présence du pigment biliaire.

Acidifiant légèrement l'urine par l'acide acétique nous l'avons évaporée au bain-marie jusqu'à consistance sirupeuse; reprenant alors par le chloroforme qui ne dissout pas le pigment urinaire, nous n'avons obtenu aucune trace de matière colorante; le chloroforme, complètement incolore, soumis à l'évaporation spontanée, n'a abandonné qu'un peu de matière grasse.

Reprenant par l'eau le liquide traité par le chloroforme, et faisant agir la teinture d'iode, nous n'avons pas obtenu, dans ce double essai, la teinte verte caractéristique des matières colorantes de la bile.

La solution aqueuse présentait uniquement la teinte foncée qui résulte de l'oxydation du pigment normal par l'évaporation à l'air.

La teinte foncée des urines doit donc être attribuée à l'augmentation du pigment urinaire; aux études chimiques le soin de corroborer les données de la physiologie en précisant la nature véritable de cette matière colorante et en établissant par une équation exacte les relations du pigment sanguin avec le pigment urinaire. Actuellement, l'expérimentation physiologique semble donner plein droit à notre manière de voir sur la transformation de l'hémoglobine en urobiline.

Nous n'avons pas chez nos animaux en expérience recherché l'ictère hématique par la simple raison qu'il nous eût été impossible de le constater, soit du côté de la peau, soit du côté des conjonctives; il suffisait, du reste, pour l'explication de ce phénomène, d'établir que les variations de teinte des urines étaient sous la dépendance directe de la résorption des épanchements sanguins, et qu'elles ne contenaient pas de matière colorante biliaire, quitte à déterminer ensuite la nature de cette substance tinctoriale.

Frappés des analogies bien connues entre l'hématocristalline et la matière colorante de la bile, quelques expérimentateurs ont cherché à transformer l'une en l'autre, mais inutilement.

A la suite des expériences d'Haumman (1859) qui, en injectant simplement de l'eau distillée dans les veines jugulaires, produisit des urines ictériques, la possibilite de la transformation dans l'économie de l'hémoglobine directement en bilirubine semblait nettement établir l'ictère hématogène.

Nauyn, en 1868, ne fut pas aussi heureux, il injecta, sans pouvoir trouver de pigment biliaire dans les urines, des solutions d'hémoglobine dans les jugulaires de chiens et de lapins.

Tarchanoff (1) a repris dernièrement ses expériences dans le laboratoire de Hoppe Seyler; 100 à 150 gr.

(1) Ueber die bildung von Gallenpigment aus Blutfarbstaff in thierkörper. — Formation du pigment biliaire aux dépens de la ma ière colorante du sang dans l'éconamie animale. (Pflugers, Arch., 1874. Bd IX, pp. 53-65.

d'une solution d'hémoglobine injectés dans la jugulaire d'un chien donneraient des quantités incontestables de pigment biliaire dans les urines. Nous ne pouvons discuter ici ces diverses expériences qui, exécutées de la même façon, ont fourni des résultats dissemblables ; en voulant se mettre à l'abri de l'altération des urines, Tarchanoff a, croyons-nous, manqué à une des premières règles de l'expérimentation.

Qui nous dit, en effet, que les incisions faites pour recueillir les urines par les uretères n'ont pas déterminé des troubles soit dans la circulation du foie, soit dans l'excrétion biliaire ? Il ressort, au contraire, de nos expériences que l'hémoglobine ne peut se transformer directement en pigment biliaire, et que l'ictère hématogène n'est pas dû à cette matière colorante. Jamais, en effet, nous n'avons trouvé dans les urines des malades et des animaux, la matière colorante de la bile ; les analyses négatives, faites dans le laboratoire de M. Gautier, nous rendent à cet égard très-affirmatif.

L'injection sous la peau d'un animal d'une certaine quantité de sang défibriné, à la température de 37° à 38°, provenant d'un animal de même espèce tué au moment même, est tout à fait inoffensive. L'animal n'est nullement incommodé, et les phénomènes locaux sont aussi simples qu'après une injection d'eau pure. Quelques heures après l'injection, toute trace de bosse sanguine a disparu, le sang gagne de proche en en proche, il filtre un peu dans toutes les directions, suivant les lois que nous avons énoncées. La résorption s'effectue rapidement, comme le prouve l'examen, au bout de deux ou trois jours, des épanchements sanguins.

Nous n'avons pas toujours procédé de la sorte ; à des chiens nous avons injecté, en quantité notable, dans le tissu cellulaire sous-cutané, du sang défibriné, froid, de bœuf, de mouton. De même que dans les expériences précédentes, nous avons constaté la diffusion prompte et étendue de la masse sanguine. Le sang s'étendait en nappe, pénétrant dans les mailles du tissu cellulaire, et se montrait dans des points très-éloignés du foyer primitif. Dans les deux cas, les animaux ont succombé avant même que des accidents locaux aient eu le temps de se développer.

Il ne nous a pas toujours été possible de recueillir la quantité totale des urines par vingt-quatre heures, et par conséquent de doser l'urobiline.

Lorsque nous nous sommes servi de petits animaux (chats et cobayes), nous les avons tenus enfermés dans une cage en toile metallique, dont le plan cher en tôle, formé par quatre plans inclinés, présentait à son centre une ouverture destinée à l'écoulement des urines.

Une toile métallique à mailles serrées retenait les matières fécales. Pour avoir un terme de comparaison, on notait avec soin le volume et la coloration normale des urines, puis on pratiquait sous la peau de l'animal une injection de sang. Dans tous les cas, les urines, dont le volume n'avait pas sensiblement varié, se sont montrées plus foncées comme teinte, et par suite beaucoup plus riches en urobiline.

Il en a été de même pour les urines des chiens.

A l'autopsie de l'un d'eux (Expér. III), l'examen

histologique nous a montré une destruction partielle des globules rouges avec passage de l'hémoglobine dans la sérosité ambiante, et de nombreux cristaux d'hémoglobine cristallisée, que nous avons fait constater par M. Robin. Ces cristaux s'offraient sous la forme de vastes tablettes rectangulaires, ayant la coloration normale du sang. Solubles dans l'eau, ils étaient d'une analogie complète avec les cristaux que l'on obtient en traitant le sang de chien défibriné par de l'éther parfaitement pur.

Dans ces conditions, en effet, l'éther exempt d'alcool ne coagulant pas l'albumine du sérum, détruit les globules rouges et permet, au bout de quelque temps de contact, d'obtenir une cristallisation d'hémoglobine. Cette cristallisation d'hémoglobine dans les tissus est un phénomène intéressant; il constitue pour nous une période de transition entre la mise en liberté de la matière colorante des hématies et la formation d'hématine.

Ce fait jusqu'à ce jour n'a pas été signalé, très-probablement en raison du peu de durée des cristaux d'hémoglobine; cette substance est, en effet, d'une altérabilité très-grande et doit passer rapidement à l'état d'hématine ou d'hématoïdine que l'on rencontre au bout de peu de temps dans les épanchements sanguins.

Expérience I. Chat blanc et noir, âgé de trois mois et demi, enfermé dans la cage, le 9 août 1873.

On laisse de côté les urines des premières heures, puis, à l'aide d'un flacon fixé au plafond en tôle de la cage, on recueille les urines de vingt-quatre heures. L'animal est nourri exclusivement avec de la viande et du lait.

Pendant quatre jours, nous recueillîmes ainsi la quantité totale des urines par vingt-quatre heures, et, après les avoir filtrées, nous cherchâmes à l'aide du tableau de Vogel à déterminer leur coloration. Elle était rouge jaune; nous pûmes considérer cette teinte comme la teinte normale. Quant à la quantité des urines excrétées normalement, la moyenne des quatre jours, nous donne 198 centimètres cubes.

14 août. Les poils préalablemet rasés, injections dans le tissu cellulaire sous-cutané, sous la peau du dos et du ventre, de 30 centimètres cubes de sang défibriné, provenant d'un gros chat tué au moment de l'expérience.

Temp. rect. de l'animal avant l'injection, 39°. Par la pression du doigt, on s'efforce de diffuser le sang dans le tissu cellulaire.

Le 15. L'animal ne paraît nullement incommodé, il est aussi gai que la veille. Temp. rect. 39° 1/10. Les piqûres seules témoignent des injections faites le jour précédent. Pas de bosses sanguines, pas d'empâtement, le sang a filtré au loin.

Urines de vingt-quatre heures, 200 centimètres cubes.

Coloration plus foncée que la veille. Teinte rouge brun.

Le 16. Urines de vingt-quatre heures, 195 centimètres cubes, teinte rouge-brun. Par l'acide azotique, pas de pigment biliaire.

Le 17. Urines de vingt-quatre heures, 204 centimètres cubes, teinte intermédiaire entre rouge jaune et rouge brun. La coloration est moins foncée.

Le 18. Les urines paraissant se décolorer, nous voulûmes faire à l'animal de nouvelles injections de sang, mais, pendant l'expérience, il fut accidentellement étouffé. A l'autopsie nous cherchâmes ce qu'était devenu le sang injecté sous la peau du dos et du ventre.

Dans le tissu cellulaire sous-cutané, se trouvaient deux plaques de sang noir, à peine de la largeur d'une pièce de cinq francs, envoyant de côté et d'autres des prolongements. Cette couche sanguine mesurait 2 millimètres environ d'épaisseur. Lorsque nous l'examinâmes au microscope, l'ensemble de la préparation avait une teinte rouge-brique, toute apparence globulaire avait disparu, et au milieu de nombreuses granulations colorées, on voyait des cristaux d'hématoïdine.

Expérience II. Chat jaune et blanc de trois mois.

On prend les mêmes précautions que pour le chat précédent.

6 septembre. Injections dans le tissu cellulaire de la peau du dos et du ventre, de 25 centimètres cubes de sang défibriné, provenant d'un chat sacrifié au moment même.

Le 7. Urines de vingt-quatre heures, 197 centimètres cubes, rouge brun.

Le 8. Urines de vingt-quatre heures, 192 centimètres cubes, id. comme teinte.

Le 9. Urines de vingt-quatre heures, 203 centimètres cubes. Coloration intermédiaire entre le rouge jaune et le rouge brun.

Le 10. Urines de vingt-quatre heures, 187 centimètres cubes. Coloration rouge jaune.

Les jours suivants la quantité d'urine excrétée fut sensiblement la même, et la coloration resta rouge jaune.

Nous ne rapporterons pas des expériences analogues faites sur des cobayes, quoique nous ayons fait à peu près les mêmes remarques que pour les chats. Les urines de ces herbivores étant opaques, lactescentes en raison de leur richesse en carbonate de chaux, il est plus plus difficile d'apprécier des changements de teinte, et si, pour comparer les urines au tableau de Vogel, on les clarifie à l'aide de l'acide azotique, on s'expose par le fait seul d'une plus ou moins grande quantité d'acide, à éclaircir ou à foncer la coloration.

Les expériences suivantes exécutées sur des chiens dans le laboratoire de chimie biologique de M. Gautier, confirment de tout point les observations que nous avons faites, sur les urines des chats, après des injections de sang dans le tissu cellulaire sous-cutané. Quoique la quantité totale des urines excrétées en vingt-quatre heures n'ait pu être recueillie, et quoique, par cela même, il fût impossible de doser la matière colorante urinaire, deux faits importants ressortent cependant de ces expériences : 1° l'augmentation considérable de l'urobiline dans les urines de ces animaux; 2° l'absence de toute trace de pigment biliaire.

Expérience III. Chienne boule-dogue blanche de taille moyenne.

19 mai. L'animal étant solidement maintenu sur un chevalet, nous lui injectâmes sous la peau, à la partie interne de chaque cuisse, une demi seringue de sang de mouton défibriné, recueilli le matin même à l'abattoir.

Sous la peau de la paroi thoracique de chaque côté, nous injectâmes une seringue pleine. Total des quatre injections, 110 centimètres cubes. Faisons remarquer que dans nos deux expériences, la canule qui servait de trocart dépassait à peine comme volume celui d'un stylet ordinaire de trousse. La canule était introduite assez profondément, mais avec beaucoup de précaution dans le tissu cellulaire sous-cutané. L'injection était poussée très-lentement, et à mesure que le sang formait tumeur, par la pression modérée du doigt, on s'efforçait de le faire cheminer.

Au moment de l'expérience, la chienne émit quelques centimètres cubes d'urine que nous pûmes recueillir. La coloration était jaune, elle correspondait au n° 3 du tableau de Vogel. Par la dilution du bichromate de potasse, on fit une liqueur étalon de même teinte que l'urine, afin d'avoir un terme de comparaison exact. Temp. rect. 40°. (On sait que l'urine, exposée à l'air, se fonce en couleur.)

Neuf heures après l'injection, l'animal est abattu, il se meut difficilement et paraît malade. Temp. rect. 40°. Pouls pris à la fémorale 134. On ne trouve presque pas de traces des injections faites à la partie interne des cuisses. En dehors du sternum de chaque côté se voit une tumeur oblongue, molle, non fluctuante, il semble, au toucher, qu'il y ait des caillots.

Le 20. Matin. Les bosses sanguines ont complètement disparu, au toucher on ne constate pas d'empâtement, les piqûres sont les seules marques des injections.

On parvient à recueillir quelques gouttes d'urine, qui, comparée à la liqueur étalon, a une teinte plus foncée. La coloration est rouge jaunâtre. T. R. 40° 5/10.

Le 21. L'animal est couché sur le dos, il ne fait aucun mouvement. On le place dans une caisse en tôle, lavée avec soin; à la fin de la journée, 200 centimètres cubes d'urines filtrées, ont une coloration rouge brun.

L'animal est de plus en plus abattu, il est insensible aux caresses, il peut encore se tenir debout; mais, s'il essaie de marcher, il tombe aussitôt. Affaiblissement du train postérieur. Temp. rect. 0° 5/10.

Mort le 22 mai, à une heure de l'après-midi.

Autopsie, 20 minutes après la mort. Incision de la peau sur la ligne médiane, depuis la fourchette sternale jusqu'au pubis. On remarque que le sang a diffusé bien au delà des parties injectées, le tissu cellulaire sous-cutané, sur une grande étendue, est infiltré d'un liquide sanguinolent d'un noir foncé ou d'un rouge sale. Le sang s'est répandu uniformément, et nulle part il ne forme de tumeur. Il semble qu'en quelques points seraient survenus des abcès si l'animal eût vécu. Peut-être a-t-il succombé à des accidents septicémiques.

A l'examen histologique du sang extravasé, on notait la décoloration des hématies altérées, et en même temps la couleur rouge grisâtre du liquide inter-globulaire. On remarquait, en outre, de nombreux *cristaux d'hémoglobine.*

Le cœur était mou, flasque, les divers organes n'offraient aucune altération. Vessie revenue sur elle-même, point d'urine.

La peau du ventre et des mamelles, au niveau de l'épanchement sanguin, commençait à se colorer en rouge.

L'analyse des 200 centimètres cubes d'urines, faite par M. Cazeneuve, suivant le procédé que nous avons décrit, démontra qu'elles ne contenaient pas la plus faible trace de matière colorante de la bile (1). Il isola, au contraire, une quantité notable d'urobiline par le procédé de Jaffé.

Expérience IV. Chienne boule-dogue rouge de taille moyenne.

22 mai. Avant l'expérience, urines de coloration jaune. Temp. rect. 40°. Injection de 70 centimètres cubes de sang de bœu défibriné, en deux points dans le tissu cellulaire sous la peau des régions thoraciques droite et gauche. Bosses sanguines.

Le 23. L'animal n'est pas abattu comme le précédent. On recueille 50 centimètres cubes d'urines qui, filtrées, ont une teinte jaune rouge.

Temp. rect. 40° 1|10.

Le 24. Matin. La chienne est couchée dans la caisse en tôle, les paupières sont closes, elle ne répond en aucune façon à la voix. On recueille dans la caisse 75 centimètres cubes d'urine, d'une coloration rouge jaune foncé, se rapprochant de la teinte rouge brun (2).

L'animal crève dans la soirée.

(1) Voyez p. 56.

(2) Cette richesse en urobiline ne peut être rapportée à l'état fébrile de l'animal, c'est-à-dire à une exagération des combustions organiques. La température rectale, en effet, est restée à peu près normale, elle ne s'est pas élevée de plus de 5/10 de degré.

Autopsie, 15 minutes après la mort. Par la dissection, on voit que le sang a filtré dans le tissu cellulaire sous-cutané des régions thoraciques et abdominales; à l'incision, il s'écoule des gouttes d'un sang noir fluide. Dans ce sang examiné au microscope, on remarque très-peu de globules rouges, ceux qui existent sont déformés; quant au liquide inter-globulaire, il a une coloration jaunâtre.

Dans différentes préparations, nous n'avons pas trouvé de cristaux. Au pourtour des piqûres, on percevait de la crépitation gazeuse.

Les urines ont été soumises aux mêmes procédés d'investigation que celles de l'autre chienne, elles ont été trouvées sans pigment biliaire, mais en revanche très-riches en urobiline.

CONCLUSIONS.

A la suite de contusions violentes et étendues, la résorption de vastes infiltrations sanguines s'accompagne d'une teinte subictérique de la peau et des conjonctives.

Ce léger ictère n'est pas dû au pigment biliaire; par les procédés chimiques les plus précis, on ne peut en trouver les traces dans les urines.

Entre la résorption de l'épanchement sanguin et la teinte ictéroïde des téguments, il existe une relation de cause à effet; la coloration jaune de la peau et des conjonctives doit être attribuée à la matière colorante modifiée des globules rouges, mise en liberté.

Chez les malades atteints d'ictère hématique, les urines montrent une augmentation considérable du pigment urinaire, telle qu'on l'observe dans un grand nombre d'états morbides, où il y a une destruction rapide des hématies.

Les urines d'animaux auxquels on a injecté du sang dans le tissu cellulaire sous-cutané sont beaucoup plus riches en urobiline qu'à l'état normal, elles ne contiennent pas de matière colorante de la bile. C'est là une preuve de la transformation déjà supposée de l'hémoglobine en urobiline.

L'ictère hématique traumatique appartient à la grande classe des ictères d'origine sanguine qui ne sont plus contestables aujourd'hui.

Paris. A PARENT, imprimeur de la Faculté de Médecine, rue Mr-le-Prince, 31.

www.ingramcontent.com/pod-product-compliance
Ingram Content Group UK Ltd.
Pitfield, Milton Keynes, MK11 3LW, UK
UKHW021645260726
13994UKWH00003B/1278

9 782329 111384